中国医学临床百家

贾赤宇 /著

结核性创面

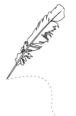

贾赤宇 2017 观点

U0301956

科学技术文献出版社

SCIENTIFIC AND TECHNICAL DOCUMENTATION PRESS

·北京·

图书在版编目（CIP）数据

结核性创面贾赤宇2017观点 / 贾赤宇著. —北京：科学技术文献出版社，2017. 11
（2018.11重印）

ISBN 978-7-5189-3400-3

Ⅰ.①结…　Ⅱ.①贾…　Ⅲ.①创伤外科学　Ⅳ.① R64

中国版本图书馆 CIP 数据核字（2017）第 240500 号

结核性创面贾赤宇2017观点

策划编辑: 彭　玉　责任编辑: 彭　玉　李　丹　责任校对: 张吲哚　责任出版: 张志平

出　版　者	科学技术文献出版社
地　　　址	北京市复兴路15号　　邮编　100038
编　务　部	（010）58882938，58882087（传真）
发　行　部	（010）58882868，58882870（传真）
邮　购　部	（010）58882873
官 方 网 址	www.stdp.com.cn
发　行　者	科学技术文献出版社发行　全国各地新华书店经销
印　刷　者	北京虎彩文化传播有限公司
版　　　次	2017 年 11 月第 1 版　2018 年 11 月第 3 次印刷
开　　　本	710×1000　1/16
字　　　数	46千
印　　　张	6　彩插16面
书　　　号	ISBN 978-7-5189-3400-3
定　　　价	68.00元

中国医学临床百家 总序
Foreword

韩启德

　　欧洲文艺复兴后，以维萨利发表《人体构造》为标志，现代医学不断发展，特别是从 19 世纪末开始，随着科学技术成果大量应用于医学，现代医学发展日新月异，发生了根本性的变化。

　　在过去的一个世纪里，我国现代化进程加快，现代医学也急起直追。但由于启程晚，经济社会发展落后，在相当长的时期里，我国的现代医学远远落后于发达国家。记得 20 世纪 50 年代，我虽然生活在上海这个最发达的城市里，但是母亲做子宫切除术还要到全市最高级的医院才能完成；我患猩红热继发严重风湿性心包炎，只在最严重昏迷时用过一点青霉素。20世纪60—70年代，我从上海第一医学院毕业后到陕西农村基层工作，在很多时候还只能靠"一根针，一把草"治病。但是改革开放仅仅30多年，我国现代医学的发展水平已经接近发达国家。可以说，世界上所有先进的诊疗方法，中国的医生都能做，有的还做得更好。更为可喜的是，近年来我国医学界开始取得越来越多的原创性成果，在某些点上已经处于世界领先地位。中国医生已经不再盲从发达国家的疾病诊疗指南，而能根据我们自己的经验和发现，根据我国自己的实际情况制定临床标准和规范。我们越来越有自己的东西了。

要把我们"自己的东西"扩展开来，要获得越来越多"自己的东西"，就必须加强学术交流。我们一直非常重视与国外的学术交流，第一时间掌握国外学术动向，越来越多地参与国际学术会议，有了"自己的东西"也总是要在国外著名刊物去发表。但与此同时，我们更需要重视国内的学术交流，第一时间把自己的创新成果和可贵的经验传播给国内同行，不仅为加强学术互动，促进学术发展，更为学术成果的推广和应用，推动我国医学事业发展。

我国医学发展很不平衡，经济发达地区与落后地区之间差别巨大，先进医疗技术往往只有在大城市、大医院才能开展。在这种情况下，更需要采取有效方式，把现代医学的最新进展以及我国自己的研究成果和先进经验广泛传播开去。

基于以上考虑，科学技术文献出版社精心策划出版《中国医学临床百家》丛书。每本书涵盖一种或一类疾病，由该疾病领域领军专家撰写，重点介绍学术发展历史和最新研究进展，并提供具体临床实践指导。临床疾病上千种，丛书拟以每年百种以上规模持续出版，高时效性地整体展示我国临床研究和实践的最高水平，不能不说是一个重大和艰难的任务。

我浏览了丛书中已经完稿的几本书，感觉都写得很好，既全面阐述有关疾病的基本知识及其来龙去脉，又介绍疾病的最新进展，包括笔者本人及其团队的创新性观点和临床经验，学风严谨，内容深入浅出。相信每一本都保持这样质量的书定会受到医学界的欢迎，成为我国又一项成功的优秀出版工程。

《中国医学临床百家》丛书出版工程的启动，是我国现代医学百年进步的标志，也必将对我国临床医学发展起到积极的推动作用。衷心希望《中国医学临床百家》丛书的出版取得圆满成功！

是为序。

序一
Foreword

付小兵

　　近年来，随着我国疾病谱的变化，创面问题越来越引起医师的重视。创面修复与再生的基础研究不断深入，新的技术和方法也不断地被应用于外科临床，如超声水刀清创、新型功能性敷料和持续性负压封闭引流等，使我国创面处理技术有了长足的进步，不少单位纷纷成立了创面治疗中心，组建了创面治疗团队。这表明我国的创面修复领域已经进入了快速发展轨道，创伤修复由原先的边缘学科正逐渐成为外科的主流学科之一。

　　贾赤宇教授早在 1992 年就师从欧洲组织修复学会主席、

英国牛津大学创伤愈合研究所所长 Cherry GW 教授，是我国从事创面处理基础和临床研究工作较早的学者之一。其在创面愈合领域的国际学术交流和人才培养、我国组织修复学组的筹建、新型敷料的临床试验、烧伤创面修复以及瘢痕防治基础研究方面做了卓有成效的工作。

近几年，贾赤宇教授在结核性创面方面又进行了开拓性的临床和基础研究，取得了可喜的进步。《结核性创面贾赤宇 2017 观点》系统地总结了他本人近年来的研究经验，绝大多数是他独创性的成果。相信此书的出版，不仅填补了国内外此方面的空白，也丰富了创面愈合理论和知识，同时也为我国创面愈合领域的广大医务工作者提供了一本全新的教材。

中国工程院院士

解放军总医院生命科学院院长，基础医学研究所所长

序二
Foreword

夏照帆

创面愈合是外科的基本问题之一，也是各类创伤、烧伤治疗的重点和难点问题。近年来，在烧伤外科医务工作者的共同努力下，我国的创面愈合领域无论是学科建设、人才培养、基础研究还是临床救治水平均取得了长足的进步和提高。

贾赤宇教授长期从事烧伤外科工作，是我国老一辈烧伤专家陈璧教授的第一位硕士和博士研究生，在烧伤创面处理、烧伤感染和烧伤瘢痕治疗方面卓有建树。2011 年，他调至解放军第 309 医院工作时，我就指出 309 医院是一个以结核病为特色的医院，希望他在结核性创面方面能做些工作，以填补这方面的空白。可喜的是，短短几年他就在结核性创面的基础和临床方面取得了突破性的进展。《结核性创面贾赤宇 2017 观点》系统地总结了他近几年来的研究经验，涵盖了结核性创面的流行病学资料、临床特点、诊断标准、治疗方案、动物模型和发病机制等方面。全书通俗易懂、图文并茂，不失为一本较好的特色鲜明的专科教材，值得大家学习借鉴。

中国工程院院士

第二军医大学附属长海医院烧伤科，全军烧伤研究所所长

序三
Foreword

孙永华

　　创伤修复正逐渐成为我国外科领域的主要问题之一。各类伤口，尤其是复杂难愈性伤口的覆盖越来越引起大家的重视。近年来，相关的书籍开始出现，《结核性创面贾赤宇2017观点》正是其中的代表作品。

　　贾赤宇教授是我的老朋友，也是我国专门从事创面愈合研究的知名学者之一。早在 1992 年，他赴英国牛津大学，专攻创面愈合方向研究。1994 年，贾赤宇教授在付小兵院士、陈璧教授领衔下，一同创建了我国创面愈合专业的第一个专业组织——"中华创伤学会组织修复与再生学组"，并担任副组长。1996 年，作为大会秘书长，协助陈璧教授举办了我国创面愈合专业的第一个国际学术会议——"中欧伤口愈合和组织再生联合国际会议"。他先后推荐了 4 名学者赴英国进修学习，为我国创面愈合领域的学术交流和人才培养做出了卓有成效的贡献。

《结核性创面贾赤宇 2017 观点》是贾赤宇教授近 5 年来的临床和基础研究成果总结，他以独特的视角，对结核性创面这一复杂的难愈合性创面展开深入研究，取得了阶段性成果，填补了国内外此方面的空白。不仅丰富和拓展了创面愈合理论和实践，更为广大一线临床工作者，提供了一本较为实用的教材。

《中华烧伤与修复杂志》总编辑

中华医学会烧伤外科分会前任主任委员

作者简介
Author introduction

　　贾赤宇，主任医师，教授，博士研究生导师。专业技术4级、文职2级。曾任第四军医大学西京医院烧伤科主任、解放军总医院第一附属医院烧伤整形科副主任，现任解放军第309医院烧伤整形科主任、解放军第309医院外科教研室主任。曾2次留学英国牛津大学，瑞士日内瓦大学医学院博士后。培养硕士生23名，博士生2名，博士后5名。发表论文322篇，参编专著23部，其中主编5部，副主编5部。获得教育部留学回国人员科研启动基金、国家自然科学基金和中国博士后科学基金2项、北京市自然科学基金和首都临床特色应用研究专项基金资助。承担国家重点实验室开放课题、全军十五课题分题、多中心临床研究重大课题、973课题分题和全军十二五重点课题分题的研究工作。1997年获得中国人民解放军医疗成果奖一等奖；2000年获得第二届黎鳌烧伤医学基金奖励；

2003 年获得陕西省科学技术进步奖二等奖；2004 年获得陕西省科学技术进步奖三等奖和甘肃省科学技术进步奖二等奖；2006 年获得军队科技进步一等奖；2007 年获得国家科学技术进步二等奖，获得中国人民解放军总后勤部"科技新星"称号，获得黎鳌烧伤医学奖和盛志勇医学奖，先后获得中国人民解放军总后勤部三类岗位津贴、二类岗位津贴和一类岗位津贴；2015 年获华夏医学科技奖。

从医 30 余年，长期从事烧伤整形、创面愈合、瘢痕防治的临床及研究工作。擅长危重烧伤救治、各类瘢痕、复杂性和难愈性创面（褥疮、糖尿病足、慢性溃疡、结核性创面）的处理。

现担任中国研究型医院学会美容医学专业委员会主任委员，中国医师协会烧伤科医师分会名誉会长，中华医学会烧伤外科学分会常务委员，中华医学会烧伤外科学分会康复与护理学组副主任委员，中国人民解放军医学科学技术委员会烧伤外科学专业委员会副主任委员，北京市创面愈合学会候任主任委员，中国康复医学会修复重建外科专业委员会北京分会候任主任委员，北京医师协会烧伤科专家委员会副主任委员，北京医师协会烧伤分会副会长，中国康复医学会烧伤治疗与康复学专业委员会常务委员，中国整形美容协会美容与再生医学分会常务理事，北京市医疗事故鉴定委员会委员，海军医学会医疗事故技术鉴定专家库成员，解放军医疗评审专家库成员，中华医学会人才培养训练、管理专家，北京海淀区医疗整形美容质量控制和改进专家组副主任委员。

担任《中国专科医师培养杂志》专家指导委员会委员，《中华烧伤杂志》《中华创伤杂志》《中华外科杂志》《中华临床医师杂志（电子版）》《中国组织工程研究与临床康复》《感染、炎症、修复》《中国修复重建外科杂志》和《中华损伤与修复杂志（电子版）》等杂志的常务编委。

在教育教学工作方面，担任中国人民解放军空军军医大学（第四军医大学）、中国人民解放军军医进修学院、山西医科大学、河北北方学院及徐州医科大学硕士研究生导师，中国人民解放军空军军医大学（第四军医大学）及解放军医学院博士生导师、解放军第 309 医院博士后导师。

前　言
Preface

　　创面问题是医学的一个古老问题。近20年来，随着社会经济的高速发展和人口老龄化的急剧加速，我国人口的疾病谱发生了显著的改变。最新的流行病学调查显示，我国住院患者中慢性创面的发生率显著升高，我国的各类创伤在现今人口死因构成中列第4位，特别是难愈性创面（difficult healing wound）已成为外科临床常遇到的一种疑难疾患，如慢性压疮、溃疡、糖尿病足等。由于其形成的原因、迁延的时间、存在的形态、溃疡的程度及发生部位不同，其处理方法与预后也不尽相同。

　　本书讲述的是一种较为特殊的难愈性创面——结核性创面，这是结核分枝杆菌感染所引起的皮肤、皮下及软组织、骨、关节等组织损害，最终导致伤口及创面形成。由于发病机制独特、发病隐匿、病情迁延、诊断相对困难、误诊及漏诊率高，治疗有一定的难度。具体表现在以下几个方面：

　　①不少患者有肺结核病史甚至在肺结核活动期，有传染的隐患，令医护人员望而生畏。

　　②不少患者未经过结核的规范化的内科系统治疗，导致数次外科手术疗效不佳。

③医务人员对此类型创面普遍认识不足。

④目前尚缺乏符合国情的临床指南和诊疗常规。

本书针对结核性创面的概念、流行病学资料、诊断标准、治疗方法、动物模型及发病机制等方面根据自己近几年的临床和基础研究情况做了初步的介绍，由于缺乏他人相关资料的借鉴和佐证，仅为一家之言，难免有不足之处，还望大家批评指正。

本书出版得到了我国创伤和烧伤学界学术大家——付小兵院士、夏照帆院士和孙永华教授的鼎力支持和鼓励，他们在百忙之中专门为本书作序，这是对我的莫大鼓励，在此表示由衷的感谢。同时，部分基础研究工作分别由我的硕士研究生常娜、程琳、陈领、张同威和汪毅平完成，临床工作得到李鹏程、常春娟、宋卫平、郑梦利、金博文等人的协助，高悦技师在本书的文字和图片整理方面做了大量的工作，在此一并表示诚挚的谢意。

中国人民解放军第 309 医院

目 录
Contents

结核性创面——一种尚缺乏足够认知的 严重疾病

1. 面对结核性创面，我们的缺陷在哪里？

结核病（tuberculosis，TB）由结核分枝杆菌复合群（mycobacterium tuberculosis complex，MTBC）感染引起。近年来，结核病已被世界卫生组织（WHO）列为主要感染性疾病，每年感染结核分枝杆菌（MTB）的人数达到800万人。2015年全世界约有1040万新发结核病病例，有140万人死于结核病，另外，有40万人死于TB/HIV的双重感染。

在我国，结核病疫情同样严重，全国第五次结核病流行病学抽样调查报告显示，我国结核病年发病患者约为130万人，占全球结核病发病总数的16%左右，2015年新发结核病人数约92万，仅次于印度（284万）和印度尼西亚（102万），位居全球22个结核病高负担国家第3位。其中肺外结核（extra-pulmonary tuberculosis，EPTB）约占 10% 以上。

在 EPTB 中，周围淋巴结结核，骨、关节结核，皮肤结核，胸壁结核等可因结核分枝杆菌感染，引起皮肤、皮下及软组织、骨、关节等组织损害，最终导致伤口及创面形成"结核性创面"。有关研究称，我国每年约 10 万患者因结核杆菌引起机体皮下及皮肤软组织损害，部分形成结核性创面。我国近年来糖尿病（diabetes mellitus，DM）患者合并 TB 发病率居世界首位。可以预见，结核性创面的发病率将进一步升高。

由于结核性创面发病隐匿、进展缓慢、误诊及漏诊率高，患者就诊时多已形成窦道型结核性创面。窦道型结核性创面大多散发且就诊科室分散，导致学术界对其关注度低，国内外均鲜见报道。目前，国内对于此类疾病多以内科诊治为主，对结核性创面的研究较少。

因此，对结核性创面进行标准的流行病学调查，对结核性创面进行更加深入性的研究，如诊断标准的建立、治疗的规范化流程以及治疗方法及方案的优化等，同时采用动物模型针对其发病机制进行深入研究，对其诊断治疗非常重要。进行这些工作的目标是提高结核性创面的诊治水平、进一步丰富创面愈合领域知识，以及对政府制定防控方针政策提供可行性报告。

2. 连标准性概念也无的结核性创面

目前，针对由结核分枝杆菌引发的创面在国际和国内医学界尚无标准性概念。我的团队根据创面形成的最初原因,结合最终的临床特点,提出结核性创面的概念,即由结核分枝杆菌侵犯机体局部组织,导致受侵部位或邻近的皮肤及皮下软组织坏死,最终导致皮肤破溃形成的创面。结核性创面属于大概念,泛指因结核分枝杆菌引发且最终导致的创面。

临床常见的结核性创面类型是淋巴结核、骨结核因病灶菌扩散至周围组织及皮肤导致。皮肤结核是结核分枝杆菌侵犯皮肤导致的,若一旦形成创面,也属于结核性创面范畴。

3. 根据我和我的团队进行的结核性创面调研结果总结的流行病学特点

至今为止,我国结核性创面流行病学资料的正式报道鲜见,而流行病学资料对政府制定防控方针和针对性提高临床结核性创面诊治水平具有积极的指导性意义。为了填补我国此方面的空白,同时拓宽创面愈合领域的理论及实践范畴,为后期的临床研究、提高结核性创面愈合质量,以及强化结核的整体防控措施提供可靠的流行病学数据,我和我的研究团队回顾性收集 2010 年 1 月至 2012 年 12 月北京解放军第 309 医院 EPTB 性创面住院患者的临床资料,结果如下:

(1)一般情况

本次调研共收集病例 11 895 例,其中 EPTB 占 49.3%(5863 例),结核性创面 235 例,占 EPTB 患者的 4.0%。结核性创面患者中，男性明显多于女性，分别为 139 例（59.1%），女性 96 例（40.9%），男女之比为 1.448 : 1（图 1）。患者年龄分布在 1 ~ 87 岁（中位年龄为 35 岁），平均年龄（36.9±17.9）岁。多数患者为汉族，仅有 11 名患者为少数民族，占总人口的 4.7%（图 2）。农村患者 163 例（69.4%），城市患者 72 例（30.6%）（图 3）。在治疗费别方面，外地医保 133 例（56.6%），北京市医保 46 例（19.6%），军队医改 2 例（0.9%），自费患者仅为 54 例（23.0%）（图 4）。

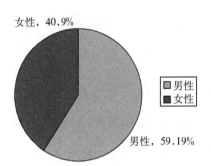

图 1　结核性创面性别构成比

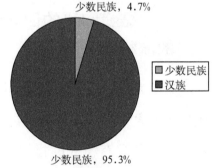

图 2　结核性创面民族构成比

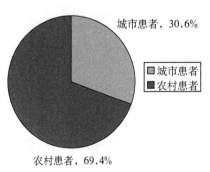

图 3　结核性创面城乡构成比

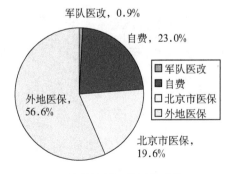

图 4　结核性创面费别构成比

（2）年龄分布特征

年龄分布上以 16 ～ 30 岁的患者占多数，占 42.6%；0 ～ 15 岁的儿童和青少年比例为 4.7%；其他年龄段患者分别为：31 ～ 45 岁 23.4%、46 ～ 60 岁 16.6%、61 ～ 75 岁 9.8%、76 ～ 90 岁 3.0%（图 5）。

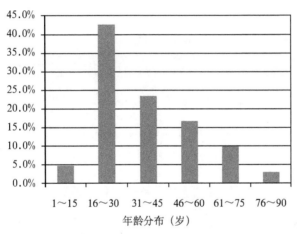

图 5　结核性创面年龄分布

（3）卡介苗接种情况

在本次调研中，将接种卡介苗（BCG）并且上臂有卡疤的患者定义为 BCG 接种者，未接种 BCG 或接种未成功（上臂无卡疤者）定义为 BCG 未接种者，病史中 BCG 接种及卡疤记录缺失者定义为 BCG 接种史不详。总调研人数为 235 例，已接种者共 62 例，占比 26.4%，未接种者占比 73.6%（图 6）。

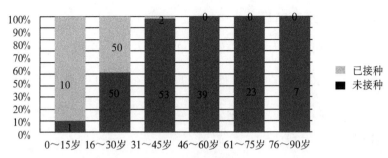

图6 BCG 接种分布图

注：46～60岁、61～75岁、76～90岁已接种者为0。

（4）结核性创面原发病灶分类

结核性创面的原发病灶构成中以周围淋巴结结核占首位（47.7%），其次为骨、关节结核（40.4%），胸壁结核为4.7%，腹壁结核为3.4%，乳腺结核为2.1%，生殖系结核为0.9%，泌尿系结核为0.4%，直肠结核为0.4%。

不同类型在不同年龄段的分布中具有明显特征。周围淋巴结结核发病主要集中在16～30岁的年轻患者群体，随着年龄递增而患病率降低，而骨、关节结核患者则在各年龄段患者中皆有较高发病率，且在45岁以上患者中占有较大比例。

（5）结核创面发病部位分布

周围淋巴结结核发病部位分别为：颈部占88.4%，腋窝占4.5%，纵隔占4.5%，腹股沟占2.7%。骨、关节结核发病部位为：腰椎占38.9%，膝关节占16.8%，踝关节占9.5%，胸椎占8.4%，髋关节占6.3%，足部占5.3%，骶尾部占4.2%，肘关节占4.2%，腕关节占3.2%，颅骨占2.1%，肩关节占1.1%（图7，图8）。

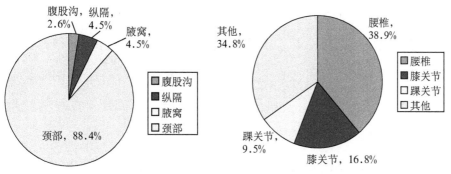

图 7　周围淋巴结结核创面发病部位　　图 8　骨、关节结核创面发病部位

（6）结核性创面局部表现

结核性创面多为单发，占 86.8%，多发创面相对较少，占 9.8%，3 处及 3 处以上创面的占 2.1%。多发创面多为骨、关节结核患者，而单发创面并无此特征。皮肤破溃创面多为不规则形状，最大面积为 6cm×4cm，窦道最深为 8.5cm，多有脓性分泌物或干酪样坏死组织流出，部分疮口周围皮肤红肿、有压痛，窦道多为鼠洞样，内见干酪样坏死物。

（7）结核创面患者创面以外症状情况

将低热盗汗、消瘦作为全身症状的统计指标，结果显示，无全身症状患者占 73.6%（$P < 0.05$），明显高于有全身症状患者。发生低热盗汗症状的患者占 11.9%，消瘦患者占 4.9%，2 种症状都发生的患者占 8.9%。

（8）结核创面患者确诊时间及与地域的关联

患者出现临床症状至确诊结核的平均时间为 4.4 个月（中位数为 3 个月），时间跨度为 1～32 个月。其中，确诊时间在前 3

个月内的患者占多数，确诊时间在 3 个月以上患者逐渐减少。而从农村居民占所有患者中的构成比来看，随着时间的推移，其值逐渐增大，确诊时间在 6 个月以上的患者中，农村居民构成比高达 85.4%，而 1 年以上的时间段，该值增至 93.3%。农村居民罹患结核病的确诊时间远远长于城镇居民。

（9）对结核性创面流行病学特点的观点和认识

3 年间我院收治的 11 895 例结核病住院患者中，49.3% 的患者诊断为 EPTB 病，其构成比远远大于有关文献报道的 10% ～ 15%。这可能是由于肺结核患者治疗多以长期口服药物治疗为主，无须住院，大量肺结核患者在门诊治疗未纳入分析，结核病住院患者以 EPTB 病居多，以致其所占比例增加。在 5863 例 EPTB 患者中，共计 235 例患者发生结核性创面，其发生率为 4.01%，高于糖尿病足及压疮等其他慢性难愈性创面的发生率。

可见，结核性创面已经成为难愈性创面的主要构成部分，分析其流行病学特征及规律，有效地进行诊断、治疗及预防工作，降低其发生率并提高其治愈率，意义重大。

（10）影响因素对结核性创面流行病学特征的影响

①性别对发病的影响

从统计分析可以看出，在结核性创面的性别构成比中，男性多于女性，与国内相关研究报道相符。这可能与男性对结核杆菌易感且劳动强度大及吸烟、饮酒等生活方式有关。在 235 例结核性创面患者中，21 例有车祸、工伤等外伤史，其中男性 19 例，女性 2 例，这也可能是由于外伤致患者机体免疫功能发生变化，免疫功能下降，对结核分枝杆菌的免疫力差，从而致病，进而影响了性别比。

②地域对发病的影响

从地域分布构成比情况看，农村居民发生结核性创面患者的构成比大于城镇居民，分析其原因可能与农村居民的居住条件、生活习惯、日常卫生情况较差及预防保健知识匮乏等因素有关。农村居民的居住地区一般经济不发达、地处偏远、交通不便，农村居民生活条件相对不高，且劳动强度大，对于疾病的认知程度较低，保健意识差，一般都因出现创面之后才就诊治疗。

③卡介苗接种对发病的影响

自 20 世纪 60 年代开展 BCG 接种工作以来，我国 BCG 接种率逐步提升，近年来已达 90% 以上。目前，国际上对 BCG 预防结核病的效力问题存在较大争议，英国、北美等地区防疫机构认为 BCG 能很好地预防结核病，而在印度和马拉维的研究中认为 BCG 几乎无任何预防和保护作用。我们进行的研究显示，BCG 接种率仅为 26.4%，且主要集中在 0～30 岁的患者，60 岁以上的老年人均无 BCG 接种史或接种史不详。而在老年患者中，其创面严重程度比年轻患者相对较重，创面愈合时间相对较长，未接种及接种史不详的患者手术率明显高于已接种 BCG 患者，可能与 BCG 对减轻结核病的效力有关，但不排除老年患者合并有基础疾病且身体免疫力低下等因素。本研究中，有 4 例患者接种

BCG 后出现不良反应，导致接种部位长期破溃，经久不愈，其中，1 例患者因医务人员操作不当所致，其他 3 例原因不明。据报道，我国有 0.05% ~ 0.20% 的 BCG 接种者局部出现异常反应，且主要集中在 1 岁之内。BCG 接种主要在卫生服务站、乡镇卫生院开展，但由于接种人员素质参差不齐，设备条件简陋，且菌苗毒力、活菌数、接种技术及个体差异等因素，接种后出现异常反应时有发生。为减少接种后异常反应的发生，务必加强社区卫生人员培训，认真执行国家有关技术操作规范，充分认识异常反应的危害；熟练掌握 BCG 的接种方法，操作前核对说明，正确操作，接种部位和方法要正确，减少和杜绝并发症的发生。

④结核性创面类型及年龄分布

据报道，在我国，周围淋巴结结核在 EPTB 病的构成中占首位，其余依次为骨、关节结核，泌尿生殖器结核，胸壁结核，肠、腹膜结核，中枢神经系统结核等。我院收治的 EPTB 性创面患者构成比中，周围淋巴结结核占首位，骨、关节结核次之，与报道相符。

结核性创面不仅有其类型特征，年龄分布亦有一定的特点。患者主要分布于 16 ~ 30 岁的年轻群体，其次为 31 ~ 45 岁的中年群体，儿童患者较少，这可能与近年来我国开展免费接种 BCG 预防结核病，致儿童发病率降低有关，也可能是由于本次调研的主体解放军第 309 医院非儿童专科医院，很多年龄＜13 周岁的患儿多数到其他儿童专科医院就诊，致使该院结核患者中儿童就诊比例降低。在老年患者中，骨、关节结核患者明显多于周围淋巴结结核患者。乳腺结核患者则多为 31～45 岁的中年人。这表明结核病类型与年龄也具有相关性，在对患者的诊治中，应注意高发年龄段人群的排查，避免误诊。

⑤早期症状及地域对确诊时间的影响

调查发现，结核性创面的多数早期症状不明显，有全身症状的仅占 26.4%。患者多因出现临床症状就医，但由于 EPTB 缺少原发肺结核病灶，并可累及不同器官和组织，多数 EPTB 前期因无明显的低热盗汗、消瘦等全身症状，常被其他病症所掩盖，早期诊断与鉴别诊断有一定困难，漏诊及误诊率高。文献报道，结核性创面从发生症状至确诊的平均时间为 4.4 个月，远高于肺结核病确诊时间 9～54 天。值得注意的是，确诊结核性创面的时间在 6 个月以上者，农村居民的构成比高达 85.4%，这更加提醒我们，应该在广大农村加大结核病防治的宣传力度，加强医、防协作，强化基层医务人员的业务培训，不断提高我国农村结核病防治服务质量。

综上所述，EPTB 性创面的发病人群具有一定的特点和规律。结核性创面患者的主要发病人群是青壮年，多集中在我国农村地区，因此，应加强在我国农村地区的结核病防治工作，重点防治对象为青壮年。但由于老年患者就诊时间相对较长，且病情较重，因此对老年人的防治工作同样不可忽视。结核性创面能否尽早得到确诊对于其后续治疗起关键作用，由于患者多无全身症状，且临床症状表现不一，容易造成误诊、漏诊，尤其在我国广大农村地区，由于卫生所等基层医院医疗条件的限制及医务人员的诊疗水平普遍不高，更加加剧了结核性创面难以及时救治的现状。因此，政府应不断加大经费投入，改善农村地区基层医院的医疗条件及提高医师的诊治水平。

4. 结核性创面临床表现

早期的临床表现及创面形态多样，患者多无全身症状，可伴或不伴有午后低热、消瘦、胃纳差、全身乏力及夜间盗汗等结核中毒症状。局部可以有溃疡、窦道、创面有渗出物、术后创面不愈合等多种形式表现。多为单发创面，多发创面相对较少，部分疮口周围皮肤红肿、有压痛。如果处理不当，常引起复发、迁延不愈，形成窦道及慢性溃疡。临床表现常不典型，容易误诊、误治。

因为结核性创面是由于结核分枝杆菌感染所致，故在发病后期其创面具有其较为特殊的临床表现：①口小底大，皮肤破溃口一般较小，但皮下组织侵犯范围较大、累及的层次较深（图9，图10）；②易侵犯骨质，如胸壁结核创面常伴有胸骨的累及，关节附近的创面常伴有骨、关节结核；③常为多条窦道形成，轨迹曲折呈鼠洞状（图11，图12），可深达肌肉甚至骨面；④受累组织呈干奶酪样组织坏死，可伴有淡黄绿色脓性分泌物，无明显恶臭气味（图13）；⑤绝大多数的创面有深部的、明确的原发病灶，由于体位的因素，创面部位常较原发病灶位置低。

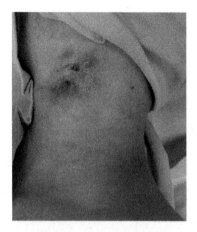

图 9　颈部结核创面（彩图见彩插 1）

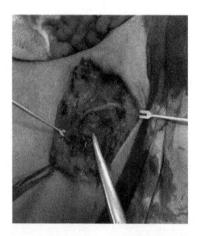

图 10　术中所见，结核性创面皮下组织
　　　侵犯范围较大（彩图见彩插 2）

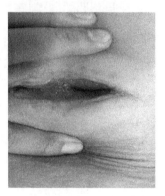

图 11　腰部创面（彩图见彩插 3）

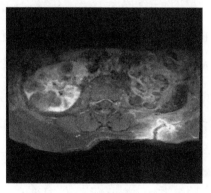

图 12　MRI（轴位 T2W）示多条窦道
　　　形成（彩图见彩插 4）

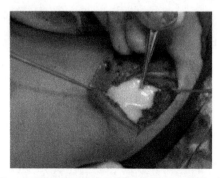

图 13　淡黄绿色脓性分泌物（彩图见彩插 5）

5. 结核性创面的发病机制

结核性创面下窦道形成与结核分枝杆菌感染性肌炎有关。目前这种特异性的细菌性肌炎研究尚缺乏。

Chatterjee A 等利用果蝇的间接飞行肌（indirect flight muscle，IFM）作为模型，显示肌肉是一种能产生免疫反应的组织，IFM 有缺陷的果蝇无法产生有效的免疫反应，IFM 合成的抗菌肽对于抵抗感染有重要意义；另外，他们还在斑马鱼躯干肌内针刺感染沙门氏菌 6 小时后，测得促炎因子 IL-1β 和 TNF-α 显著升高。

另有研究显示，当小鼠的成肌细胞系和骨骼肌在受到革兰氏阴性菌的脂多糖刺激后出现细胞因子显著增多，因此，细胞因子可能不只是肌肉组织中固有的巨噬细胞分泌的，还有一部分细胞因子是由肌肉产生的。早有研究表示体能锻炼可以使得肌浆网和肌纤维增生，进而增加肌肉的体积和强度。

而对啮齿类动物进行的研究显示，在感染前增加一段时间的身体运动后，抗感染能力增加，这进一步印证了肌肉在免疫反应中的重要作用，但肌肉在结核分枝杆菌感染中的具体免疫机制还不明确。肌肉细胞属于体内有核细胞，细胞表面有主要组织相容性复合体（major histocompatibility complex，MHC）- I 分子表达，CD8⁺T 细胞可以识别被结核分枝杆菌感染的有核细胞，释放含有穿孔素的颗粒。穿孔素聚集在被感染细胞的细胞膜表面，以利于颗粒酶 A 和颗粒酶 B 进入细胞，进而导致被感染有核细胞的分解凋亡。因此肌肉细胞可能是通过上述免疫途径，参与了抗结核免疫反应，但相应的肌肉细胞会死亡，最终导致肌内窦道形成。

结核性创面的诊断——广开门路断结核

结核性创面发病部位不固定，疾病初期多数无全身症状或全身症状较为隐匿，单纯根据主诉、病史及临床表现难以对结核性创面进行确诊。诊断需要结合病史、创面临床特点（干酪样坏死组织、淡黄绿色脓性分泌物和鼠洞样窦道）、影像学特点、超声及实验室检查等资料综合判断。但由于结核性创面病史隐匿、初期临床症状不典型，容易同炎性肉芽肿病、肿瘤、慢性炎症等疾病混淆，且影像学检查亦难特异性排除其他疾病，这对结核性创面的诊断带来一定的困难，因此早期误诊率极高。现有的诊断手段有影像学检查和磁共振成像及三维重建软件技术，各有优势，相辅相成。

6. 结核性创面的诊断：影像学检查篇

结核病可以发生在身体的各个脏器和部位，我国 EPTB 构成比中周围淋巴结结核最高，骨、关节结核，神经系统结核，腹腔结核，泌尿生殖系统结核次之。EPTB 因其发病部位和组织器官的不同，单纯依靠自然密度对比进行诊断显然是不够的，可以选择不同的影像检查方法结合人工对比进行辅助诊断。

EPTB 早期诊断是规范化治疗的关键问题，大部分 EPTB 发病部位不典型，临床症状隐匿，B 超、CT 和 MRI 是 EPTB 的主要检查手段，根据不同发病部位选择合适的检查技术，以及时准确诊断避免贻误病情。

EPTB 的影像学检查的适用原则：

（1）淋巴结结核。B 超和 MRI 作为首选，影像学主要表现为单发或多发肿大淋巴结，周围脂肪间隙模糊，肿块边缘光整或不光整，内部密度不均匀，彩色多普勒多示无明显血流，MRI 可发现肿大淋巴结内的干酪样坏死组织。

（2）骨、关节系统结核。X 线、CT 和 MRI 均应作为首选。影像学表现为不规则的骨质破坏，斑片状的死骨，相邻关节间隙的变窄，软组织的肿胀，MRI 可以发现关节囊内的积液、硬膜囊的受累情况以及周围的软组织情况。

（3）颅内结核。CT 和 MRI 是首选，主要表现为颅内多发类圆形等密度或略高密度结节，病灶内有低密度和钙化、环状强化。

（4）浆膜腔结核。CT 和 MRI 作为首选，影像学主要表现为多发腹腔淋巴结肿大，多位于肠系膜和胰头周围，可见局限性肠壁增厚、局限性腹水，多伴有斑点状钙化，增强后环状强化，可见肿块内低密度无强化区。

（5）胸腹壁结核。B 超是首选，影像学主要表现为皮下软组织内囊实性低回声区，回声不均匀，部分可见包膜，部分脓腔内可见斑点状强回声漂浮，晚期可形成皮下瘘道。

（6）实质脏器结核，如肝脏、肾脏结核。CT 和 MRI 首选，可以观察病变的形态密度、钙化及周围情况，排泄性尿路造影（IVP）可以发现肾盂、肾盏的破坏，还可观察肾脏排泄功能。

7. 结核性创面的诊断：磁共振成像及三维重建软件技术篇

近年来，笔者研究团队尝试利用磁共振成像技术与三维重建软件，对伴窦道的结核性创面进行三维重建，试图实现对其深部形态及解剖毗邻关系的全景式精确展示，初步取得满意的结果，大大方便了个性化手术方案的制定和病情告知。该技术主要分为图像采集、图像分割重建和可视化 3 部分：将采集的磁共振图像导入医学三维重建软件中，应用信号识别阈值选取工具依次对炎症组织、窦道、正常肌肉进行图像分割。然后进行三维重建，组织以不同颜色区别显示。重建后的三维图像能清晰地显示结核性创面的深部立体形态，包括炎症组织与正常组织的解剖毗邻关系，窦道的走行及深度，且可进行旋转、平移、缩放等操作，从不同角度观察创面的内部形态。获得的图像详细直观，利于手术团队成员间沟通及制定手术方案，可以在术中减少对周围正常组织的损伤，降低手术风险。同时，三维重建图像直观易懂，也使得医患沟通更加简捷和顺畅。

接下来，以一位腰部结核性创面患者的诊疗过程为例，详解磁共振成像技术与三维重建软件获得图像的过程，该患者左腰背部可见一结核窦道性创面（图14，图15），因图像分割重建与可视化程序操作连贯，故放在同一部分进行阐释。

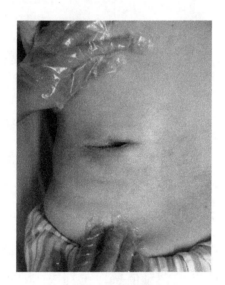 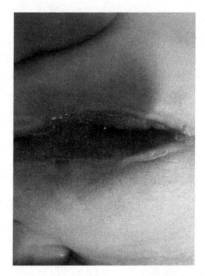

图14　左腰背部结核窦道性创面　　　图15　创面局部放大，可见两处窦道口，
　　　（彩图见彩插6）　　　　　　窦道内情况无法清晰显示（彩图见彩插7）

（1）MRI 数据采集

采用 SIEMENS MAGNETOM Skyra 3.0T 超导磁共振扫描机，行轴位 T1WI 抑脂序列增强扫描（t1_tsePfs-dixon_tra+C_W），共扫描20层，层隔为3.0mm，无间隔扫描，数据以 DICOM 格

式保存。

（2）图像分割重建和可视化

将采集的 MRI 数据导入医学三维重建软件 Mimics10.01 中，调整视窗图像对比度为 0 ～ 500，可以清晰地看到左侧后腰部创面周围的正常组织、炎症组织及窦道，炎症组织及窦道与正常组织有较明显的密度分界（图 16）。根据不同组织密度值不同的原理，应用密度识别阈值选取（Thresh-olding）工具对正常皮下脂肪层进行图像分割（图 17），设置阈值为 85 ～ 130 亨氏单位（Houns Field 值），取得正常皮下脂肪层的蒙罩（mask）。通过蒙罩编辑工具（Edit Masks）对获得的蒙罩进行手工编辑（图 18），填充所需组织及去除周围多余组织，以获得正常皮下脂肪层完整、连续的轮廓。同理，依次对炎症组织、窦道、正常肌肉进行图像分割，阈值分别设置为 270 ～ 629、150 ～ 225、140 ～ 170Houns Field 单位，取得不同的 mask。通过 Edit Masks 对所有获得的蒙罩进行手工编辑，填充所需组织及去除周围多余组织，获得炎症组织、窦道及正常肌肉完整连续的组织轮廓。然后通过三维计算工具（Calculate3D）对各组织分别进行三维重建，重建后的三维图像以不同颜色区别显示（图 19），绿色：正常皮下脂肪。白色：炎症组织。红色：窦道。紫色：正常肌肉）。最后通过软件自带的 Magics 9.9 对重建后的图像进行平滑处理（图 20）后，通过不同的透明度显示（图 21）。

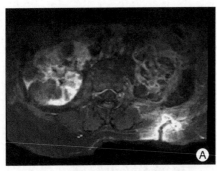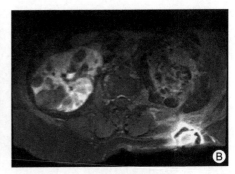

图 16   该患者在不同透明度的 MRI 图像对比（彩图见彩插 8）

注：MRI 图像可以清晰显示左侧后腰部创面形态，并可以显示出创面周围的正常组织，炎症组织及窦道有较明显的密度分界。

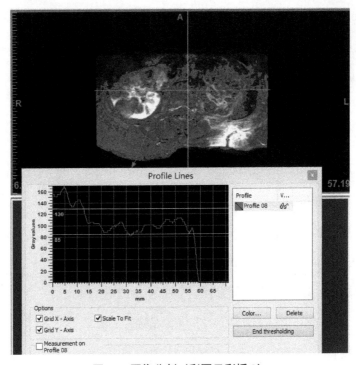

图 17   图像分割（彩图见彩插 9）

注：通过 Profile Lines 工具在所需分割的组织两侧划线，可显示组织的密度值范围。应用密度识别阈值选取工具对所需要的组织进行图像分割。设置阈值为 85 ～ 130Houns Field 单位，取得正常皮下脂肪层的 mask。

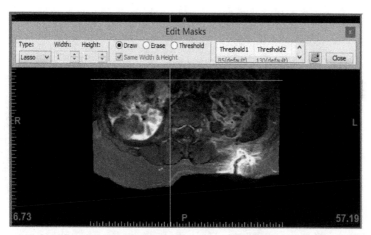

图 18　手工编辑 mask（彩图见彩插 10）

注：因软组织密度接近，软件难以分割，通过阈值选取工具进行图像分割所获得的 mask 需通过 Edit Masks 工具对 mask 进行手工编辑，填充所需组织及去除周围多余组织，获得正常皮下脂肪层完整的组织轮廓。

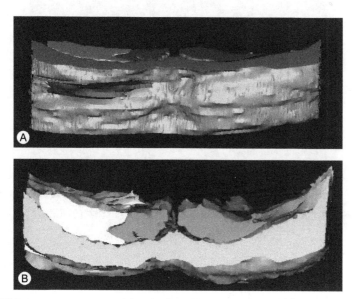

图 19　通过 Calculate3D 工具对各组织分别进行三维重建，重建后的三维图像以不同颜色区别显示（彩图见彩插 11）

注：绿色：正常皮下脂肪；白色：炎症组织；红色：窦道；紫色：正常肌肉。

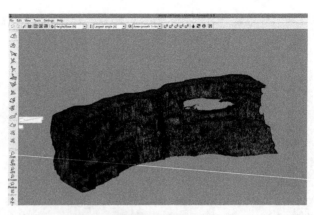

图20 平滑处理（彩图见彩插12）

注：通过软件自带的 Magics 9.9 软件进入 Magics 面网格化，对重建后的图像进行平滑处理。

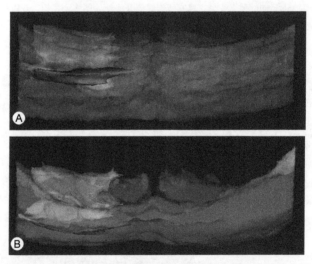

图21 对平滑处理后的各部分组织调整不同的透明度，使其内部形态得以清晰显示
（彩图见彩插13）

（3）结核窦道性创面的三维立体图像应用较为便捷

通过 MRI 影像及 Mimics10.01 软件，成功建立了结核窦道性创面的三维立体图像。重建后的三维图像能清晰显示结核窦道性创面的深部立体形态，包括炎症组织与正常组织的解剖毗邻关系、窦道的走行及深度，且可进行旋转、平移、缩放等操作，可从不同角度观察创面的内部形态（图 22）。通过软件自带的测量工具还可获得创面三维重建模型在三维坐标系中的位置、面积、体积等信息（图 23）。

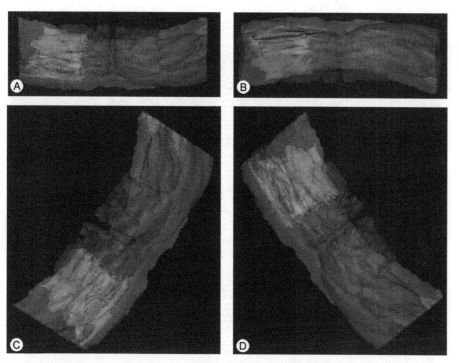

图 22　重建后的三维立体图像可从各个不同角度观察创面的内部形态
（彩图见彩插 14）

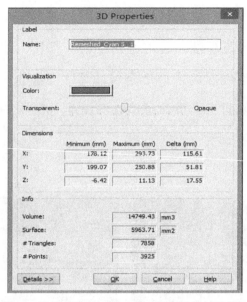

图 23　软件自带的测量工具，便于获得创面信息

注：通过测量工具测量创面三维重建模型在三维坐标系中的位置、面积、体积等信息。

（4）关于磁共振成像及三维重建软件技术的思考与前景

通过 CT/MRI 影像资料及医学三维重建软件 Mimics，我们初步建立了窦道性创面的三维空间立体形态，提供了一种新的评估结核窦道性创面的方法。从 CT/MRI 影像中，不仅可以通过二维图像重建获得三维立体的影像，还能通过对内部信号强度的分析，将影像学与病理结合，获得更多的关于病变性质方面的诊断信息。对结核窦道性创面三维重建获得的立体模型，不但可以将创面内部不同性质的组织进行分割，而且可以从不同角度直观、立体地呈现出创面内部不同组织的解剖毗邻关系。不仅方便手术团队成员间的沟通，在术前获得详细直观的参考以制定最佳的手术方案，以便术中减少对周围正常组织的损伤，降低手术风险，以最小的创伤为患者带来最大的收益。同时，三维重建图像直观易懂，大大方便了术前的医患沟通。

随着数字医学领域近年来的飞速发展，人体组织结构的三维可视化成为现实。通过三维成像技术，可以使人体内部组织的解剖形态立体地呈现出来，以便手术医师更好地去观察其毗邻及空间关系，克服了传统方法的诸多缺陷。目前三维重建及三维可视化技术在基础科学研究、临床医师培训、手术方案设计与虚拟手术中都占有很重要的地位。从手术机器人、CT/MRI 导航手术、快速成型、三维打印到三维可视化，从术前手术规划模拟、术中支持到虚拟操作与培训，相关技术与临床结合后，将众多领域的外科手术带入一个新时代，具有广泛的应用前景。但是目前与创面领域结合应用的还比较少，相关文献报道也很少。

磁共振成像及三维重建软件技术发展较快，但也有缺陷。目前存在的不足是窦道及炎症坏死组织与周围正常组织阈值较为接近，计算机软件不能自动识别配准，图像边缘难以准确分割，主要需手工划分图像及重建，其边界的精确度还有待提高。重建过程繁琐耗时，操作者需要积累较为广泛的医学影像、计算机技术与临床相关知识。如何进一步提高三维重建的精确性，有赖于医学三维重建技术的不断研究进步。

8. 结核性创面的诊断：病理学检查篇

结核性创面因为临床症状不典型及表现差异大，常无肺部或其他部位的结核病史，仅通过影像学或细菌学手段难以确诊，需要依靠病理形态学及抗酸染色检查提高诊断的准确性。病理学诊断是结核性创面确诊的重要手段，传统病理学诊断通过大体和镜下观察病灶组织的病理形态学改变来获得诊断结果，具有针对性强、准确性高等特点。根据结核病特殊的病理学形态特点，结核性肉芽肿主要成分为类上皮细胞、朗格汉斯巨细胞及干酪样坏死。结核结节中心常为干酪样坏死，坏死周围为类上皮细胞，散在多少不等的朗格汉斯巨细胞，结节外侧为淋巴细胞及少量反应性增生的纤维母细胞。类上皮细胞由巨噬细胞在结核分枝杆菌的菌体脂质的作用下转化而成。朗格汉斯细胞体积大小不一，一般直径为 $100 \sim 500\mu m$，细胞核为数个至上百个，呈花环状或马蹄状排列在细胞质的一侧（图 24）。

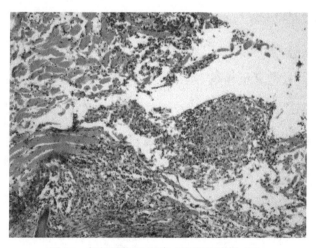

图 24　朗格汉斯巨细胞（彩图见彩插 15）

注：HE 染色，放大倍数 10×10。

肉芽肿结构包括类上皮细胞、朗格汉斯细胞、结核结节和干酪样坏死，出现于病灶的边缘，仔细检查可见结核分枝杆菌等，可与大多数其他感染性疾病及慢性炎症进行鉴别诊断。此外，在标本中找到抗酸杆菌也是结核病病理学诊断的重要依据。

结核性创面早期很可能尚未形成创面，病灶标本的获得途径有限，这也是限制病理学诊断应用范围的主要原因。但近年来随着穿刺技术的发展，如 CT 引导下的经皮肺穿刺活检术、超声引导下的针吸活检术等具有精准、微创、风险低等优点，为 EPTB 诊断提供了更多的组织标本。对结核性创面、结核性包块或结核性脓肿进行穿刺取病灶组织，镜下图像可见无结构坏死样、上皮样多核巨细胞，见少量淋巴细胞、浆细胞、组织细胞、类上皮细胞。对于结核性创面，早期诊断具有重要意义，若在患者未形成寒性脓肿之前进行抗痨治疗，使病情得以及时控制，可大大缩短病程。

针吸细胞学诊断结核性创面要注意以下问题：①穿刺前详细询问病史，是否有与结核患者亲密接触史，是否有 BCG 接种史，了解体表包块的数量、部位、活动度及生长快慢，有无触痛及其他不适。②定位要准确，取材尽量能反映全面情况，尽可能从硬处或包块旁正常皮肤进针，避免形成窦道。③涂片均匀，厚薄适中，避免细胞人为挤压变形。④阅片一定要认真，有耐心，逐视野筛查。⑤针吸细胞学诊断中注意与淋巴结反应性增生、猫抓病性淋巴结炎的鉴别。淋巴结反应性增生镜下可见各阶段转化淋巴细胞、组织细胞等，猫抓病性淋巴结炎涂片中可见成团的上皮样细胞，周边细胞呈放射状排列，有大量淋巴细胞，可见少量嗜酸性粒细胞（图 25）。

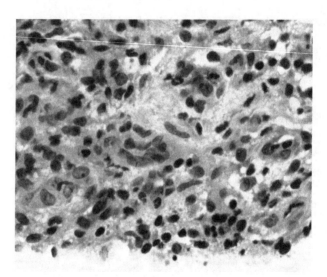

图 25　淋巴结核病理学图片（彩图见彩插 16）

注：抗酸染色，放大倍数 10×40。

9. 结核性创面的诊断：细菌学诊断篇

如结核分枝杆菌培养是 EPTB 临床诊断的"金标准"，涂片寻找抗酸杆菌是最普及、经济的方法，但缺点是敏感性低、特异性差，这也使得许多低收入的发展中国家结核病诊断很大程度依赖于直接痰涂片显微镜下检查。固体培养基培养虽然是诊断结核分枝杆菌的金标准，遗憾的是结核分枝杆菌培养周期长，且敏感性低，使其应用受限。

使用液体培养基的新培养技术，如液体培养技术，如果资源匮乏地区也可以负担，则代表一种用更快和更可靠的方法取代常规改良罗氏培养基的希望。在资源丰富地区进行的研究表明，虽然液体培养基的培养方法比固体培养基更为敏感和快速，但同时也有较高的细菌污染的风险。在关于如何选择合适培养基以提高结核分枝杆菌检出率和准确率的研究中，董伟杰等通过比较骨、关节结核病灶中脓液、干酪样坏死组织、肉芽及死骨组织的结核分枝杆菌培养阳性率，及结核分枝杆菌 BACTEC MGIT 960 培养、改良罗氏培养基培养、PCR 检测的联合阳性率，发现联合使用 BACTEC MGIT 960 培养和改良罗氏培养可以获得 50.0% 的培养阳性率，这一阳性率远高于吴启秋等报道的应用 BACTEC TB460 检测仪选取脓液、干酪样坏死组织及肉芽组织进行培养获得的 18.4% 的培养阳性率。尽可能留取多种标本，将 MGIT 960 培养作为首选的细菌学诊断方法，联合使用改良罗氏培养和 PCR 扩增技术，能够进一步提高检出阳性率。

10. 结核性创面的诊断：免疫学诊断篇

免疫学诊断即通过查抗原及抗原相关抗体来鉴定人群患结核或潜伏性结核感染的风险。该诊断方法具有效率高、操作简单、敏感性和特异性均较高的优势，可以为结核的现症感染或既往感染提供直接或间接的证据，在 EPTB 的诊断中发挥重要作用。

11. 结核性创面的诊断：血清学诊断篇

由于血清学诊断准确性较低，用结核分枝杆菌粗制抗原检测血清中的抗体的方法，优点是简单快速，易于推广应用，是研究比较多的结核病诊断方法。目前已经批准上市的结核血清学诊断试剂盒超过 60 种，其中国内至少有 30 种。这些试剂盒采用单一或多种结核分枝杆菌抗原，包括 CFP-10、16kD、MPT51、Ag85B、38kD、LAM 抗原等，检测患者血清中的抗体。WHO 对 19 种结核病血清学诊断试剂进行评估，发现敏感性仅为 l% ～ 60%，特异性介于 53% ～ 99%；特异性高的，敏感性低。对血清学诊断方法的系统分析显示，现有商品化血清学试剂诊断肺结核的敏感性在 10% ～ 90%，特异性介于 47% ～ 100%；EPTB 诊断的敏感性在 0 ～ 100%，特异性为 59% ～ 100%。由此可见，这些血清学诊断试剂对肺结核特别是 EPTB 的鉴别诊断价值有限。

12. 结核性创面的诊断：结核分枝杆菌相关抗原研究进展篇

（1）传统结核分枝杆菌素

结核分枝杆菌素，包括旧结核分枝杆菌素（OT）、纯蛋白衍化物（PPD）。皮肤试验是一种最常用、最简便的结核分枝杆菌感染诊断方法，作为诊断 MTB 感染的传统方法已有近一个世纪的时间。PPD 通常用于辅助诊断 MTB 感染、流行病学调查及筛选 BCG 接种对象等。

（2）结核分枝杆菌特异性抗原

结核分枝杆菌特异性抗原即在非致病性结核杆菌和 BCG 中缺乏的结核分枝杆菌抗原。确定该类抗原对合理设计 MTB 特异抗原尤为重要。与 *BCG* 基因组相比，致病性 *MTB* 基因序列有 16 个差异区域（RD），RD I 具有 9 个开放阅读框架（Rv3871 ～ Rv3879c），仅存在于人型和牛型结核分枝杆菌毒力株，强烈显示其致病意义。目前发现 4 种抗原是仅存在于 MTB 中，而不存在于所有 BCG 菌株及大部分非结核分枝杆菌肺病（NTM），这 4 种抗原分别是 6kD 早期分泌性抗原靶（ESAT-6）、培养滤液蛋白 10（CFP-10）、RV3879c 和 TB7.7（Rv2654），前三者编码在 RD I，TB7.7（Rv2654）则编码在 RD II。国内研究显示，融合蛋白 CFP-10 和 ESAT-6 为抗原检测结核抗体的敏感性明显高于 PPD，但 CFP-10 和 ESAT-6 联合使用敏感性高于二者的融合蛋白。上述几种抗原可以将结核患者与健康者、健康的 BCG 接种者及某些 NTM 感染者区分开，有望成为诊断结核现症感染的有力手段。

13. 结核性创面诊断：细胞免疫学诊断体内试验篇

体内试验即皮肤试验，原理是将抗原注射于皮肤局部，引起抗原特异性淋巴细胞浸润并释放炎症性细胞因子，引起皮肤局部炎症反应，通过测量硬结大小来估计迟发型超敏反应（DTH）的强弱。注射时应深浅适度，避开皮肤或皮下损伤部位，肉眼所见注射直径约 5mm。在 48 ～ 72 小时内查看结果时，应测量硬结而非红斑的直径。上文提及，结核分枝杆菌素包括 OT 和 PPD 皮肤试验，是最常用、简便的一种结核分枝杆菌感染诊断方法，但由于结核分枝杆菌素中含有许多分枝杆菌（包括致病性结核分枝杆菌、环境中非致病结核性分枝杆菌和 BCG）共同的抗原，结核分枝杆菌素皮肤试验阳性并不能鉴别是因为结核分枝杆菌复合群感染，还是接触环境中非结核分枝杆菌或 BCG 接种后致敏，只能根据机体的反应强弱辅助诊断。因此，结核分枝杆菌素皮肤试验（tuberculin skin test，TST）诊断结核病的特异性低，并不能真实反映人群中结核分枝杆菌感染的实际情况。

14. 结核性创面诊断：细胞免疫学诊断体外试验篇

外周血淋巴细胞刺激试验或干扰素（IFN）-γ 释放试验（IGRA），该试验已被推荐为代替 TST 检查潜伏结核感染（LTBI）的试验方法。其原理是以 ESAT-6 和 CFP-10 为抗原刺激 T 淋巴细胞，通过检测效应 T 淋巴细胞产生的 IFN-γ，从而判定是否存在 MTB 感染。目前成熟的商业化 IGRA 的试剂盒有两种，分别是酶联免疫吸附试验 Quanti FERON-TB Gold In-Tube（QFN-G-IT，Cellestis，Carnegie，Victoria，Australia）和酶联免疫斑点试验（ELISpot）（T-SPOT.TB，Oxford Immunotec，UK）。

（1）QFN-G-IT 是将肝素化的外周血分别置于阴性对照管、ESAT-6、CFP-10 和 TB7.7 混合抗原管及阳性对照 3 个管中，37℃共孵过夜，抗原管与阴性对照管中 IFN-γ 水平之差＞0.35IU/mL 即为阳性。如阳性对照管 IFN-γ ＜ 0.5IU/mL，且混合抗原管无反应，则结果视为无法确定。此情况出现的原因可能是血样中淋巴细胞不足，或因送检延迟、样本保存不当致淋巴细胞活性降低，抑或患者淋巴细胞不能产生 IFN-γ。

（2）T-SPOT.TB 是抽取患者外周血，将离心后的外周血单核细胞（PBMCs）洗涤、计数，加入到含有细胞因子抗体膜的加样孔中，抗原孔分别加入 ESAT-6 和 CFP-10，在 37℃ 条件下共孵过夜后经可溶性基质处理，经酶裂解后在反应处形成沉淀斑点。每个斑点代表 1 个分泌细胞因子的 T 细胞，根据斑点数大致估算外周血中 MTB 致敏的效应 T 细胞数量。当阴性对照孔斑点数为 0～5，至少 1 个抗原孔与空白对照孔的斑点数之差≥ 6 则为阳性；阴性对照孔斑点数≥ 6，至少 1 个抗原孔斑点数≥阴性对照孔的 2 倍则为阳性。

自 IGRA 应用以来，很多学者对其诊断 TB 的价值进行了系统评价。Dai Y 等的一项 Meta 分析显示，免疫功能正常的 TB 患者中，IGRA 的敏感性、特异性、阳性似然比（PLR）、阴性似然比（NLR）、诊断比值比（DOR）分别是 85%、84%、7.82、0.17、59.27；其中我国 T-SPOT.TB 的敏感性、特异性、PLR、NLR、DOR 分别是 88%、89%、8.86、0.13、88.15。在儿童患者中，

IGRA 的敏感性和特异性较成人低，其敏感性与 TST 无明显差异，但特异性较 TST 有明显优势，且注射 BCG 与否对其特异性影响较小（注射与未注射 BCG 儿童 T-SPOT.TB 特异性 89% VS 95%），而 TST 特异性受 BCG 影响明显（注射与未注射 BCG 儿童 TST 特异性 49% VS 93%）。另外，有研究表明，IGRA 的敏感性和特异性在 TB 高发区有一定程度下降，对敏感性影响更大，考虑与营养状况、HIV 感染等有关。Rangaka MX 等学者进行的 Meta 分析显示，二者对结果阳性者发展为活动性 TB 的预测准确性均较低，但 IGRA 对减少预防性抗结核患者的数量有一定价值。

14. 结核性创面的诊断：分子生物学诊断篇

从分子水平研究 MTB 为 TB 病原体检测开启了新的篇章。TB 相关的分子生物诊断学技术包括有核酸扩增技术、DNA 探针技术、DNA 测序技术、指纹图谱技术及高效液相色谱技术等。其中，最常用者是多聚酶链反应（Polymerase Chain Reaction, PCR）。PCR 包括 DNA-PCR 和 RNA-PCR，区别在于 RNA-PCR 可以区分 MTB 是否具有活性，从而区分是否存在既往感染，而 DNA-PCR 则不能。

荧光探针定量 PCR 技术（FQ-PCR）指在 PCR 指数扩增期间通过连续监测荧光信号出现的先后顺序及信号强弱变化来及时分析目的基因的拷贝数，通过与加入的已知定量标准品比较，可实现实时定量。该技术建立在荧光能量传递技术基础之上。随反应时间的进行性增加，监测到的荧光信号变化可以绘制成曲线，通过对曲线指数期的某一点来检测 PCR 产物的量，并由此推断模板最初含量。Ct 值指每个反应管内荧光信号达到设定阈值时所经历的循环数。研究表明，每个模板的 Ct 值与该模板起始拷贝数的对数存在线性关系，Ct 值越小，起始拷贝数越多。因此，只要获得未知样品的 Ct 值，即可算出该样品的起始拷贝数。FQ-PCR 检测 MTB 最常用的目的基因是 *IS6110*，该片段是 *MTB* 基因组中拥有 8 ～ 20 个拷贝的保守序列。仅存在于人型、牛型结核分枝杆菌（包括 BCG）和非洲 MTB 中，特异性高。该序列在人型 MTB 中重复出现 10 ～ 20 次，敏感性较高。在检测过程中，如绘制的曲线呈现较光滑的"S"形，结合 Ct 值即可判定为阳性（Ct ＜ 35 为阳性，35 ＜ Ct ＜ 40 为可疑阳性，Ct ＞ 40 为阴性）。FQ-PCR 融合了 PCR 技术的核酸高效扩增、探针技术的高特异性、光谱技术的高敏感性和高精确定量的优点。该法具有完全封闭的操作，减少了交叉污染；仪器直接读数，结果判定更加客观真实；定量范围宽（可包括 0 ～ 108 个拷贝 /L），且无需样品梯度稀释及 PCR 后处理检测等特点。

15. 小结：结核性创面诊断过程中的思考

结核性创面是结核分枝杆菌感染所致，因其具有独特的菌种及免疫应答反应，故实验室检查有较高的诊断价值。确诊结核性创面需在创面分泌物中找到结核分枝杆菌，但存在培养时间长、价格昂贵、对检验室及检验人员要求高和阳性率较低等缺陷。活体组织病理检查的阳性率虽然高于结核分枝杆菌培养，可为结核性创面确诊的"金标准"，但仍有不少患者表现为阴性，因此，即使病理检查为阴性，也不能排除结核的可能性。

结核性创面的鉴别诊断——
烧伤医师的火眼金睛

16. 结核性创面的并发症状

部分结核性创面患者可并发出现发热，多为午后低热，还可出现食欲减退、乏力、体重减轻等全身症状。患者可以同时合并有肺结核、肾结核、骨结核等其他结核病灶。

17. 结核性创面的鉴别诊断

（1）非典型分枝杆菌感染引起的难愈性创面

该类型创面即除结核分枝杆菌和麻风分枝杆菌外的其他分枝杆菌引起的难愈性皮肤创面。非典型分枝杆菌形态染色特性与人型、牛型结核分枝杆菌酷似，生物学形状与结核分枝杆菌不尽相同。非典型分枝杆菌在致病性上和结核分枝杆菌不易区分，一般以化脓性感染为特征，可有脓性分泌物流出，无特殊臭味，分泌物可呈血性，可有窦道形成，病理学改变与结核分枝杆菌感染类似，患者无明显发热现象，也可有低热，与结核患者相似，对常用抗痨药物常易产生耐药性。皮肤非典型分枝杆菌感染的组织学特点是类结核肉芽肿性炎，肉芽肿外形不规则，可见窦隙样腔隙形成，内有红染较致密坏死样物，边缘见较多的泡沫细胞，周边上皮样细胞无明显栅栏状排列，浸润细胞以淋巴细胞为主。

非典型分枝杆菌通常分为 4 群：Ⅰ 群：缓慢生长型，主要包括堪萨斯分枝杆菌、海分枝杆菌、猿分枝杆菌，此群曾称为光色素菌，现称为光产色菌；Ⅱ 群：缓慢生长型，主要包括瘰疬分枝杆菌、苏尔加分枝杆菌、戈登分枝杆菌，曾称暗色菌，现称为暗产色菌；Ⅲ 群：缓慢生长型，主要有溃疡分枝杆菌、胃分枝杆菌、蟾分枝杆菌等，为不产色菌；Ⅳ 群：速生型，通常 2～7 天即可生长为肉眼可见菌落，主要包括龟分枝杆菌、偶发分枝杆菌、耻垢分枝杆菌等。

非典型分枝杆菌受检查和鉴定菌种方法等因素限制，长期以来一直采用以表型特征为主的方法，但随着近年分子生物学的发展，PCR 核酸技术的应用为分枝杆菌的分类和鉴定开辟了新途径。通过对结核分枝杆菌和非典型分枝杆菌鉴别试验及药敏试验分析，可以帮助临床医师在结核病与非典型分枝杆菌感染疾病的鉴别诊断和治疗药物的选择上做出更好的判断。

（2）非特异性细菌感染

①金黄色葡萄球菌感染引起的创面：金黄色葡萄球菌是人类化脓感染中最常见的病原菌，为革兰氏阳性球菌，可引起局部化脓感染，其感染引起的难愈性创面多发生于糖尿病、因自身免疫病长期服用免疫抑制剂等免疫力低下的患者。由于医院里的耐甲氧西林和其他抗生素的金黄色葡萄球菌广泛流行，对万古霉素不敏感的菌株也有所增加，给治疗带来了很大的困难。因此细菌培养与鉴定和药敏试验对此种创面的诊断尤为重要。

②链球菌感染引起的创面：链球菌属于化脓性细菌，主要有化脓性链球菌、草绿色链球菌、肺炎链球菌、无乳链球菌，革兰氏染色阳性。可由皮肤伤口侵入，引起皮肤及皮下组织化脓性炎症。链球菌感染引起的难愈性创面多发生于糖尿病、因自身免疫病长期服用免疫抑制剂等免疫力低下的患者，尤其见于糖尿病足溃疡的感染，且多是混合感染，这种复杂性造成治疗困难和预后不良。可行细菌培养与鉴定和药敏试验以对本病进行诊断，并指导下一步治疗。

③绿脓杆菌感染引起的创面：绿脓杆菌是一种致病力较低但抗药性强的杆菌，其是伤口感染较常见的一种细菌，革兰氏染色阴性，能引起化脓性改变，感染后的脓液和渗出液呈绿色。其致病特点是引起继发感染，多发生在免疫力降低时的机体，如对大面积烧伤、长期使用免疫抑制剂等患者，可引起皮肤和皮下组织感染。可行细菌培养与鉴定和药敏试验以对本病进行诊断，并指

导下一步治疗。

④表皮葡萄球菌感染引起的创面：表皮葡萄球菌是常见的化脓性球菌，属于革兰氏阳性球菌，是医院交叉感染的重要来源。表皮葡萄球菌一般情况下不致病，当机体免疫功能低下或进入非正常寄居部位时，可引起皮肤和皮下组织感染。可行细菌培养与鉴定和药敏试验以对本病进行诊断，并指导下一步治疗。

18. 结核性创面的诊断分类

（1）病因分型

①外源性结核分枝杆菌接种感染

结核分枝杆菌通过破损的皮肤、黏膜进入机体引起感染，从而形成结核性创面，其通过皮肤屏障的途径包括：未经彻底消毒的针头、纹身、包皮环切术、穿刺、伤口等（图26）。

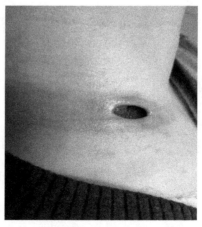

图 26　成人因被结核分枝杆菌污染的针刺伤而感染（彩图见彩插 17）

②内源性结核病蔓延

内源性结核病蔓延型创面可由自身的淋巴结核、骨结核、关节结核等结核病灶蔓延至附近皮肤引起。这样的损害开始于皮下，进而形成皮下结节，最终液化发展为皮肤脓肿，脓肿破溃后形成结核性创面（图 27）。

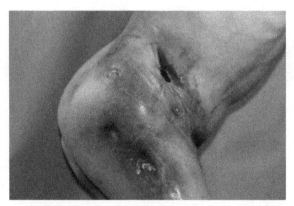

图 27 男性淋巴结结核持续进展为结核性创面（彩图见彩插 18）

③血源性感染

当结核分枝杆菌从原发感染部位通过血行转移或淋巴管转移到身体其他部位即为血源性感染。粟粒性结核可以出现体表红棕色或青色皮疹，表面被覆小囊泡，破溃后可形成难愈性溃疡。

（2）临床体征分型

①结核性创面局限于皮肤、皮下肌肉筋膜组织，无骨暴漏，无骨质破坏。

②结核性创面下有骨性结构暴漏，但无骨质破坏。

③结核性创面下骨质有破坏。

（3）患者全身情况分型

①结核不稳定期

即患者有发热、畏寒、寒战、乏力、体重减轻等全身症状，痰菌可出现阳性，肺部、骨、肾脏等结核病灶继续进展，对结核性创面换药后，发热症状不缓解。查血常规：血红细胞沉降率＞20mm/h，C反应蛋白明显升高。

②结核稳定期

患者无发热、畏寒、寒战，肺部、骨、肾脏等结核病灶好转，无进一步活动，痰菌阴性。查血常规：血红细胞沉降率＜20mm/h，C反应蛋白无明显升高。

结核性创面的治疗——
临床诊疗思维必须进步

19. 术前评估：伤口处理的第一步

　　无论是急性还是慢性伤口，进行伤口评估都是必需的。因为伤口评估是伤口处理的第一步，是下一步选择医疗处置方案的前提和基础。只有正确、规范和科学的伤口评估，才能得出准确的伤情判断，临床处置才会有的放矢，才能取得预期的临床疗效。

　　虽然创面愈合的临床治疗手段多种多样，但对结核性创面而言，一般意义上的保守治疗很难奏效，手术才是最重要、最有效的治疗手段。因为只有彻底清除全部的坏死组织，创面才有愈合的基础，辅助以皮肤移植或皮瓣转移才能使这种类型的创面完全愈合。否则遗留的病灶会导致创面迁延难愈和复发。但是，手术是否能达到预期的目的，是否能达到患者及其家属的预期和要求，在很大程度上取决于医师在术前是否能准确掌握创面的内部情况。因此，对结核性创面进行客观准确的预判和评估，全景式地认识了解创面内部的真实发展程度及创面与其周围相邻的重要组织器官的解剖关系，对制定最佳的治疗方案及取得患者、家属、医师三方均为满意的良好疗效至关重要。

（1）传统创面评估方法已大不适应临床需求

众所周知，创面评估是创面处理的基础和前提。创面评估的目的是全面了解创面的深度、位置、软组织损伤、坏死程度和范围、感染微生物种类及邻近组织情况等，以便指导采取正确的处置的原则和治疗方案、尽快控制感染，从而促进创面的良好愈合。目前临床采用的创面评估方法各有其优缺点：

①卷尺法、轮廓描记法：操作简单，可直观反映创面的形态和面积，但对非表浅性创面而言，准确性较差。

②数码照相法：虽然可得到更加精确的创面面积信息，但也仅限于表浅性创面和可视性创面。

③盐水灌洗法：尽管快速、方便、便宜，理论上可计量创面体积，但实践上很不精确。

④牙齿印模材料或藻酸钙注入法：可满足普通慢性压疮的体积测量，但易诱发感染，操作费时费力且易引发疼痛。

⑤立体摄影测量术（stereophotogrammetry，SPG）及激光表面扫描成像：仅局限于表浅性创面和可视性创面，易受到创缘不平整、患者体位、创面部位及组织肿胀情况等因素影响，且只能获取创面空腔部分的体积，不能区分坏死组织，对于有囊腔分

割、肌肉骨骼受累的深部创面也难以准确评估。

⑥窦道造影：虽然可以粗略显示窦道的走形，但仅适用于窦道通畅、造影剂容易进入的创面。对具有多窦道和窦道不连贯、不通畅的创面、窦道内闭合及存在分泌物的创面等，造影剂很难进入，因此不能完整显示窦道的轮廓，窦道周围坏死组织也无法显示，与周围组织的解剖关系更无从判断，易引起漏诊和误诊。

⑦ CT 影像学方法：虽可获得窦道性创面深部的解剖信息，但所获得的信息局限在二维领域，不能给出准确的创面三维图像，也不能显示窦道周围病变组织的范围。

综上所述，对已经形成复杂性窦道的特殊性创面而言，这些传统的创面评估方法会存在明显的缺陷。

（2）采用新的精确创面评估方法以适应临床新挑战

我们认为，对于特殊性创面这种具有复杂性、不规则性、不可视性和鼠洞样窦道型创面，常规传统的创面评估测量方法不仅无法准确反映创面深部的具体形态，更无法将病变组织和正常组织进行区分，缺少对手术的指导意义。这在临床上会导致 2 个方面的问题：一方面医师尤其是主刀医师在术前无法精确判断创面的整体状况，如层次 / 范围等，很容易使医师掉以轻心，对手术方式、麻醉模式及可能发生的术中危象很难做出较为准确的预判和备用方案。另一方面，在医患沟通如术前谈话 / 病情告知等方面，即使医师讲解得比较到位，患者及其家属对创面的复杂性和手术的困难性也很难做到真正的理解。因为对非专科人员而言，对此类病情的理解就是一个小小的创面，做一个小手术应该完全愈合。而实际上这类表面上看似面积不大的小创面，处理起来并不轻松，稍有闪失则可导致创面愈合不良甚至引起复发。一旦创面复发，不仅延长住院时间，增加医疗费用，还可引发医患关系紧张，甚至医疗纠纷。

理想的创面评估指标应该包括以下内容：面积的准确计算；精确的定位，包括创面深度，皮下窦道的走行及数量，创面内容物的性质，创面组织所累积的解剖层次，特别是创面毗邻重要的血管、神经、骨骼和软组织的解剖关系。因此，对特殊性创面来讲，以往传统的创面评估方法已经无法满足临床需求，新的创面评估方法的建立实属必要。若能初步取得满意的结果，便可大大方便个性化手术方案的制定和病情告知。

近年来，我的研究团队尝试利用磁共振成像技术与三维重建软件，对伴窦道的结核性创面进行三维重建，试图实现对其深部形态及毗邻解剖关系的全景式精确展示，初步取得满意的结果（图 28，图 29，图 30）。重建后的三维图像能清晰显示结核性创面的深部立体形态，包括炎症组织与正常组织的解剖毗邻关系，窦道的走行及深度，且可进行旋转、平移、缩放等操作，从不同角度观察创面的内部形态。获得的图像详细直观，利于手术团队成员间沟通及制定手术方案，以便术中减少对周围正常组织的损伤，降低手术风险。同时，三维重建图像直观易懂，也使得医患沟通更加简捷和顺畅。

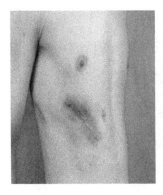

图 28　胸壁结核创面
（彩图见彩插 19）

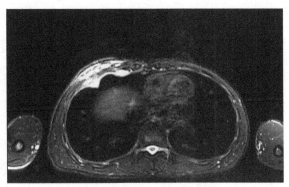

图 29　核磁扫描（彩图见彩插 20）

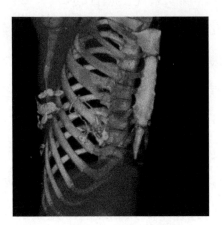

图 30　三维重建（彩图见彩插 21）

（3）创面评估的临床思维策略

医学的发展、科技的进步及社会的变革在为人类带来福音的同时，也给临床医师的工作带来新的挑战和要求。因此，我们需要采用新的医疗模式和运用新的临床思维策略来适应这种新的医疗环境和医患关系。对特殊性创面而言，正确的临床思维策略至关重要。

首先要高度重视，要意识到此类创面可能存在的复杂性和不确定性，不能被创面较小这种表面的假象所迷惑，如未进行认真细致的术前准备而贸然实施手术，很难保证能达到预期目的，甚至可能会引发医疗纠纷。我认为，除了常规的医学摄影、创面分泌物细菌检测外，还应进行创面局部的 B 超检查，初步了解创面深层的病变范围和大致形态，一旦发现深部组织损害呈现弯曲窦道或鼠洞样改变，应进一步实施磁共振成像及三维空间立体重建技术，目的是精确掌握创面内部的真实状况，依据创面的部位、范围、层次、损害程度、创周局部皮肤条件、患者的要求，结合医师的技术力量和特长，综合各方面情况后，选择最佳的手术方案和方法。同时，患者的全身身体状况必须全面掌握，重点是全身的整体营养状况和全身性抗痨药物使用情况，特别是贫血和低蛋白血症需要尽快纠正，正规化的全身性抗痨药物应用原则上需要在 3 个月以上。在此基础上，还应反复与患者及其家属沟通，让他们了解处理此创面的复杂性和治疗的艰巨性，才能最终取得预期的疗效。

（4）伤口评估过程中融入循证医学元素的必要性

因为其伤口状况仅仅是其全身整体状况在局部皮肤的反应，在很多情况下，仅是冰山一角。忽略对患者进行全面的评估，尤其是影响伤口愈合的全身性因素如年龄、肝肾功能、免疫性疾病、糖尿病、用药情况等，在临床上会引发很多问题。当然在一定程度上，伤口局部情况也是其全身状况的一个晴雨表，伤口情况与其全身情况息息相关。如果缺乏全局观念，在伤口评估过程中没有运用循证医学（EBM）理念，势必在临床实践中因循守旧、仅采用一家之长，研究发现，这种情况的不确定性和危害性在医学上并非罕见。如 1989 年，英国流行病学家完成了 226 种产科措施科学研究证据的总结工作，发现只有 20% 的临床医疗措施是有效且疗效大于不良反应的，30% 有害或疗效存疑，50% 缺乏随机试验证据。说明：①传统方法决定临床诊治有一定的局限性；②医学干预无论新旧都应该接受严格的科学评估；③在市场经济的冲击下，一些没有经过严格的科学验证、也没有明确效果的治疗方法仍然在临床广泛存在着。

目前我国在伤口处理方面，各种治疗措施、换药方法、外用药物、敷料和操作方法长期混杂在临床实践，不少缺乏严格的科学验证，不仅影响了临床疗效，延误了病情，而且对我国本来就紧缺的医疗资源造成很大的浪费，而正确进行伤口评估，并选择适当的处置方法能预防和控制伤口感染，提高愈合质量，同时与患者互动，可优化医患关系，尤其在当前患者自我保护意识强烈、医疗纠纷风险增高的形势下，科学、合理、详实的伤口评估显得尤为必要和重要。因此 EBM 的尽快融入实属必要。同时 EBM 在伤口评估中的融入可以显著提高我国在此领域的研究水平，为我国学者在世界顶尖杂志上发表高水平的论文奠定良好的基础。

总之，由于结核性创面病因特殊，创面迁延不愈，诊治难度较大，传统的检测手段和处置模式已不能满足临床的需求。临床思维非常重要，精确评估极其关键，多学科合作必不可少。普及和推广新的检测方法和临床思维模式是大势所趋，重建创面的三维立体空间形态，不失为一种临床研究的方向。如何进一步提高其精确性和简便性，有赖于该技术的不断更新进步和临床医师的不懈努力。

20. 结核性创面的治疗方案及疗效

（1）传统治疗原则和方案

到目前为止，结核性创面的治疗主要是口服异烟肼、利福平、吡嗪酰胺、乙胺丁醇的联合治疗，偶有手术治疗，当前还没有针对结核性创面的临床评估体系及标准治疗指南来规范结核性创面的治疗。

由于传统上结核的诊治属于内科体系，患者即使出现了创面也习惯性求助于结核科医师。因此，结核性创面的传统治疗原则是在抗结核化疗的基础上加上内科局部换药处理。这在疾病早期局部组织坏死范围较小时，经过较长时间的处置有一定的疗效。但若病史较长、原发病灶较大、局部坏死组织范围较广、累及层次较深时，单纯依靠传统的治疗手段就很难奏效。不仅病程迁延，而且往往病情会逐渐加重，严重影响患者的生存质量。近来，我们采用"病灶清除＋负压持续吸引＋皮瓣覆盖"的新的治疗策略，取得了较好的临床疗效（图 31）。创面愈合时间的中位数为 19.60（11 ～ 31）天；对照传统保守换药创面愈合时间的中位数为 94.40（86 ～ 96）天。两组间比较差异有统计学意义（x^2=12.986，P=0.0003）。

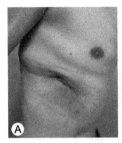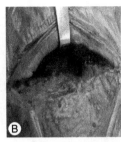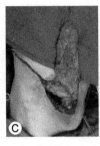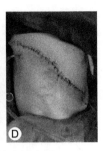

图 31　应用"病灶清除＋负压持续吸引＋皮瓣覆盖"治疗策略的病例
（彩图见彩插 22）

注：A 术前创面；B 病灶清除；C 皮瓣覆盖；D 封闭创面。

（2）清创术＋负压封闭引流技术治疗

在全身麻醉行清创术，术前经窦道外口注入 1mL 亚甲蓝以清晰显示病变范围及窦道走行。术中彻底切除窦道及其周围失活组织，直至见到无亚甲蓝染色的正常组织，对合并骨质破坏者用咬骨钳去除病变骨组织，切除物送病理学检查。创基采用体积分数 3% 过氧化氢溶液、5g/L 碘伏溶液及生理盐水反复冲洗后，再用 50g/L 碳酸氢钠溶液冲洗并外涂抗结核药物链霉素粉 1.00g。

负压封闭引流技术（VSD）治疗：放置海藻盐泡沫材料（武汉维斯第医用科技股份有限公司产）充分填塞于腔隙内，留置冲洗管和引流管（管道均购自英国 Smith & Nephew 公司），使用生物半透性薄膜（英国 Smith & Nephew 公司产）封闭。引流管连接医院中心负压接口行 VSD 治疗，压力值为 -26.60kPa，持续吸引 1 ～ 2 周，每 7 天更换 1 次敷料。

（3）创面覆盖

可根据患者创面局部条件和术者的技术水平选择合理的创面

覆盖方法。

①创基血运良好，肉芽红润，无明显水肿，可考虑大张中厚皮修复或者网状移植。

②若创面面积较大，创基血运一般，肉芽有轻度水肿，可考虑刃厚皮邮票状移植。

③若创基血运较差或有骨质外露，应考虑皮瓣覆盖。

④若清创后创面基底部缺损较大，需考虑肌瓣或真皮瓣填塞清创后造成的局部缺损，然后再用局部皮瓣覆盖创面。

皮瓣选择应优先考虑局部皮瓣，只有局部条件不允许时，才考虑远位皮瓣甚至游离皮瓣。

即使由于病灶较小，直接拉拢缝合无明显张力，也不建议一期缝合。因为结核病灶很难确保一次清创彻底，一期缝合很容易导致局部创基感染。

（4）颈淋巴结核的外科治疗方法

颈淋巴结核的外科治疗方法有多种，但仍缺乏一种严谨规范的治疗方式。现在主要的外科治疗方式有：①颈淋巴结清扫术；②溃疡瘘管切除、淋巴结摘除后，残腔反复冲洗并作部分带蒂胸锁乳突肌填充；③脓肿切开病灶清除并在腔内填塞换药。前两种相对见效较快，但需全麻手术，患者的接受度相对较差；第三种治疗主要于门诊进行，不需要住院，患者的接受度相对较好，但治疗疗程较长，腔内填塞置药的药物尚无明确规范的选择配伍，且药物剂量难以确定，这些都直接影响了颈淋巴结核的治疗效果，甚至形成耐药可能。

随着近年来结核病发病人数的增加，颈淋巴结核患者日益增加，首先由于颈淋巴结核的发病部位不固定及临床表现较为隐匿，易被误诊，影响颈淋巴结核患者的及时诊疗；其次，结核专科医师更重视抗结核化疗方案的制定和调整，多缺乏外科换药经验，且缺乏专业的换药室及换药团队，而因为颈淋巴结核患者可能合并开放性肺结核，因其呼吸道传染病性质，限制了颈淋巴结核患者外科治疗的及时性与连贯性；再次，目前针对颈淋巴结核的外科治疗，尚缺乏严谨规范的治疗指南，对于外科治疗的方式选择及腔内置药的药物配伍及剂量均无明确的治疗规范。因上述的几种原因及其他相关因素导致颈淋巴结核的外科治疗难以真正有效控制颈淋巴结核，特别是脓肿溃疡或瘘管型，导致患者病灶创面长期不愈，病程冗长。颈淋巴结核内科化疗的同时，需要外科适时干预，包括外科手术、定期换药、腔内置药等多种外科干预方式，而需要何种方式、何时进行、置药配伍及剂量尚待进一步摸索、研究、总结经验。

（5）后期处理

要想取得创面的彻底治愈，术前和术后的规范性抗结核化疗也是必需的。只有这样，才能加快创面愈合速度、显著缩短疗程，提高愈合质量，使结核性创面的诊疗更加科学化、有效化。移植修复术后至少规范应用抗结核药物，建议方案是：异烟肼＋利福平＋吡嗪酰胺＋盐酸乙胺丁醇片联合用药，持续规范化口服6个月。

结核性创面的动物模型——医师必须要有的科研精神

　　动物模型是研究疾病发生、发展机制的必要基础。建立合适的动物模型可以极大程度规避人体试验的风险，提供各种干预因素对照实验的空间，对于深入研究结核性创面发病机制，研制开发新型疫苗，评估诊断试剂、抗结核新药及新治疗方案有重要意义。结核分枝杆菌是引起结核性创面的主要病原，由于结核性创面发病机制及由结核分枝杆菌引起的免疫应答机制尚未阐明，且目前尚无成熟的结核性创面模型，故迫切需要建立合适的动物结核感染模型作为研究工具。

　　目前可用于结核分枝杆菌感染模型的动物达数十种，涉及啮齿类、偶蹄类、灵长类，主要包括小鼠、大鼠、兔、豚鼠、牛、山羊、猴、鹿。而感染结核分枝杆菌后可以出现 DTH，但是能真正形成结核性创面的动物却相对较少。

21. 动物模型：小鼠篇

虽然小鼠价格低廉、种群数量庞大、遗传背景清楚、免疫系统研究比较透彻、细胞因子及免疫细胞的试剂及抗体供应充足，小鼠相较于兔、豚鼠、人类，对于结核分枝杆菌的感染普遍具有抵抗性。小鼠的肺可以耐受相对大量的结核分枝杆菌而其他器官组织没有疾病迹象，因此小鼠感染结核分枝杆菌后的疾病过程和病理改变明显不同于人类的结核病，在结核感染模型在研究中较为多用。人类肉芽肿由淋巴细胞及周围包绕的巨噬细胞形成特异性结构，常发展为干酪样坏死，伴纤维化包裹、钙化，进而形成空洞。但小鼠几乎没有 DTH，小鼠通过气溶胶或肠外途径感染结核杆菌后形成的肉芽肿，虽由淋巴细胞和巨噬细胞组成，但细胞排列不像人类肉芽肿那样典型，且一般不能形成典型的干酪样坏死，因此限制了小鼠在结核性创面研究中的应用。

22. 动物模型：新西兰兔篇

新西兰兔通常被认为对结核分枝杆菌不敏感，但最近的研究显示某些结核分枝杆菌强毒株可引起新西兰兔的进行性感染，感染后可形成自限性病理改变。如采用牛型结核分枝杆菌，则新西兰兔可显现极度敏感，感染后可形成以干酪样坏死为中心的慢性纤维空洞型结核，其肺部病理改变与人体病理改变类似。Zhang 等在新西兰白兔皮内分别注射 $5 \times 10^2 \mathrm{CFU/mL}$、$5 \times 10^4 \mathrm{CFU/mL}$、

5×10^{6}CFU/mL 耻垢分枝杆菌菌液、结核分枝杆菌减毒株（H37Ra）和 BCG，第 6 周在病灶周围第二次皮内注射相同剂量，第 8 周在明显病灶处做病理组织检查，5×10^{6}CFU/mL 剂量组出现最明显的脓肿液化、坏死、破溃等病理改变。该新西兰兔皮肤液化模型为结核性肉芽肿的形成和坏死组织的液化提供研究模型，较为直观，但是缺点是所形成的创面较小且不稳定，不便于观察，难以进行药物治疗的实验研究。我认为可以在新西兰兔上对注射菌液浓度、菌量、注射部位及范围进行更加深入的研究，以建立更加稳定、可靠的结核性创面模型。

2008 年，王明珠等对新西兰兔分别行皮内注射高剂量组（5×10^{6}CFU/mL）、中剂量组（5×10^{4}CFU/mL）、低剂量组（5×10^{2}CFU/mL）的牛型结核分枝杆菌减毒株（BCG）、结核分枝杆菌无毒株（H37Ra）和耻垢分枝杆菌菌液。6 周后在病灶周围再次以相同剂量行皮内注射，结果初次注射后，高剂量组第 1 天皮肤肿块即形成，后发生局部炎症反应并形成液化，BCG 组炎症反应最重，形成液化最早，耻垢分枝杆菌最轻，形成液化最晚；液化坏死组织突破表皮形成溃疡，液化坏死组织流出，初次注射后 35 天左右皮肤结核性肉芽肿恢复。中剂量组、低剂量组第 1 天后皮泡即吸收，无肿块、硬结形成，颜色无异常。再次注射后，高剂量组形成液化时间明显缩短，最早炎症反应 3 天即形成液化，且炎症反应较初次注射明显加重，再次注射后 32 天左右病灶恢复。病理学检测示：典型结核液化坏死病灶，外周可见大量淋巴细胞、单核细胞渗出，上皮样细胞、巨噬细胞和朗格汉斯巨细胞增生，偶见嗜酸性粒细胞浸润；细菌学检查示 H37Ra、BCG、耻垢分枝杆菌高剂量组组织脓液细菌抗酸染色阳性；动物模型构建成功，但该模型只是发现有结核病干酪样坏死、液化以及空洞的形成，但对创面的演变过程未做深入探究（图 32）。

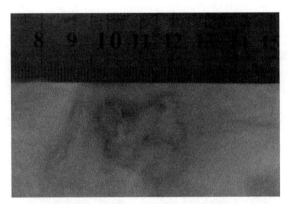

图 32　新西兰兔注射高浓度 BCG 菌液后 7 日，注射菌液部位皮内组织液化，轻触有淡黄色干酪样物质从破溃点流出（彩图见彩插 23）

总的来说，该模型使用的结核分枝杆菌均为非致病菌，在二级生物安全（BSL-2）实验室即可开展实验，较为安全。新西兰兔皮肤液化模型在大体和病理上很好地模拟了人类结核性创面的病理变化，特别是兔皮内接种高剂量分枝杆菌后形成肿块，进而液化、破溃，形成创面，且创面愈合时间明显延长，与人结核性创面病程相似，结果直观，是研究结核性创面可选择的动物模型之一，为全面认识结核性创面本质、评估抗结核新药提供了良好条件。但在分子生物学研究方面，遗传背景不清晰，无法从基因、分子水平上进行更深入、透彻的研究，用于新西兰兔免疫分析的试剂相对缺乏，限制了其在免疫学研究的应用。这些都限制了结核分枝杆菌致家兔皮肤液化病理模型作为结核性创面动物模型的进一步发展。

23. 动物模型：豚鼠篇

在 19 世纪和 20 世纪，豚鼠是最为广泛使用的用于感染性疾病研究的实验动物。豚鼠和人类有许多相似之处，这些相似点对人们应用豚鼠作为感染性疾病模型产生了直接或间接的影响。其主要相似点在于：①像新生儿一样，新生豚鼠拥有非常成熟的淋巴髓细胞样复合体；②与啮齿动物相比，其激素水平和免疫状态更接近人类；③与人类一样，豚鼠需要外源供给维生素 C；④像人类和非人灵长类动物一样，豚鼠具有糖皮质激素抵抗性；⑤豚鼠呼吸道生理与人类惊人的相似，特别是肺部对炎症刺激的反应。豚鼠对结核分枝杆菌高度敏感，其感染后的病理改变酷似人类，且模型存活率高，是目前国际公认的建立结核病实验动物模型的最佳选择。豚鼠的 DTH 强烈，广泛应用于抗结核药物和相关生物制剂检测中，已成为人类结核分枝杆菌素皮肤试验效能和生物制品鉴定的金标准。

我们在实验中对完全弗氏佐剂致敏的豚鼠皮内注射 10^6CFU/mL BCG，实验动物注射部位发生强烈的 DTH，出现红肿、液化继而破溃的难愈的结核性创面，部分实验动物伴有明显的淋巴结肿大，以颈部淋巴结和腹股沟淋巴结多见，肿大淋巴结可自行破溃，流出干酪样物质形成窦道（图33，图34）。

豚鼠模型病变过程和人类结核性创面的发生进展极为相似，加之近年来有关豚鼠细胞因子和趋化因子的基因克隆和重组表达及豚鼠感染结核分枝杆菌后相关免疫试剂的研发逐渐增多，因此豚鼠作为结核性创面模型具有很好的研究前景。

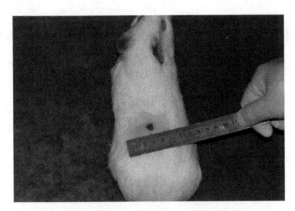

图33 豚鼠结核性创面模型（彩图见彩插24）

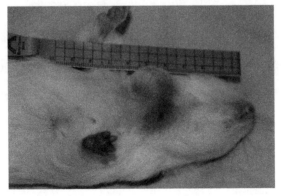

图34 部分豚鼠出现颈部淋巴结肿大（彩图见彩插25）

24. 动物模型：斑马鱼篇

斑马鱼是一种新型模式生物，其在结核性创面相关分子机制研究方面的潜力不可小觑。Howe 等对斑马鱼进行全基因组测序得出，70% 的人类基因都能在斑马鱼中找到至少一个同源序列，人类孟德尔遗传在线数据库中 3176 个人类遗传病相关基因中，有 2601 个（82%）基因在斑马鱼中能找到同源序列。自从斑马鱼首次作为研究胚胎发育的模式生物被提出，用于其研究的工具、技术和程序就不断涌现。海分枝杆菌感染斑马鱼模型已经实现了高通量实时动态活体观察，可用于分析脊椎动物体内宿主与病原体的相互作用。近几年，随着转基因斑马鱼种系的发展、成像技术的改进、基因工具的日益增加和大量突变分析，海分枝杆菌感染斑马鱼模型在结核病研究领域的应用已成为热点，与此同时，可以利用吗啉代注射和定向诱导基因组局部突变技术完成转基因敲除和诱导增强，斑马鱼在免疫学、遗传学、分子生物学等研究领域中应用得已经比较广泛，具有体型短小、易于饲养、繁殖能力强及基因组与人类相似等特点，现在斑马鱼已被视为细胞培养系统和哺乳动物的桥梁。作为结核病研究的新型替代动物模型，其优势逐渐被认识。成年斑马鱼免疫途径与人相似，有与人类非常相似的固有免疫途径和适应性免疫途径。因此，利用海分枝杆菌感染斑马鱼模型，可以找到与结核性创面相关的基因及转录表达途径，进而找到结核性创面治疗相关的靶基因、靶蛋白，使得结核性创面的生物靶向治疗成为可能。

已报道的能够感染斑马鱼的分枝杆菌有：脓肿分枝杆菌、外来分枝杆菌、龟分枝杆菌、海分枝杆菌、偶发分枝杆菌、嗜血分枝杆菌。因为斑马鱼是海分枝杆菌的天然宿主，对斑马鱼具有较高致病性，因此海分枝杆菌感染后可形成与人结核病相似的感染过程和症状，可以引起斑马鱼系统性结核病样感染，形成与人类结核病类似的肉芽肿结构。Swaim 等通过腹腔注射 8970CFU/mL 海分枝杆菌来感染斑马鱼，感染后 8 天，斑马鱼包括皮肤在内的大部分器官组织均出现了病变。1994 年，Danio Rerio 在其经典著作《A guide for the laboratory use of Zebrafish》中提到斑马鱼感染海分枝杆菌后可出现皮肤溃疡。Laura E. Swaim 等，于成年斑马鱼腹腔注射 8970CFU/mL 海分枝杆菌，感染后 8 天，在大多数部位，包括皮肤出现了病变。另外，虽然斑马鱼皮肤结构与人类皮肤结构存在差异，但 Rebecca Richardson 等利用激光，在成年斑马鱼的侧腹部建立全厚层伤口，通过观察伤口愈合过程，表明成年斑马鱼皮肤伤口愈合的主要过程和原理与人类是相似的。表明利用海分枝杆菌感染斑马鱼模型在分子水平上完全可以模拟结核性创面。另外，随着科技发展，海分枝杆菌感染斑马鱼模型实现了高通量实时动态活体观察，是分析脊椎动物体内宿主与病原体的相互作用的新方法。

近几年，随着转基因斑马鱼种系的发展、成像技术的改进、基因工具的日益进步和大量突变分析，海分枝杆菌感染斑马鱼模型在结核病研究领域成为了一个研究的热点。另外，海分枝杆菌感染斑马鱼模型的优势还在于海分枝杆菌的最佳增值温度是35℃，故海分枝杆菌一般只是引起人类体表感染，在二级生物安全实验室的条件下，健康成年人即可应用海分枝杆菌安全的进行研究工作。因此，利用海分枝杆菌感染斑马鱼模型除去了三级生物安全（BSL-3）实验室的巨大壁垒，可以在更广泛的实验室开展研究，同时也让实验室人员在更安全的条件下从事结核病的研究工作。

最近我们利用梯度菌量的海分枝杆菌（Mycobacterium marinum ATCC 927，CPCC 100246），通过腹腔注射和背部肌肉浅层注射分别感染斑马鱼，结果斑马鱼形成的结核肉芽肿与人类结核肉芽肿一样会发生干酪样液化坏死，可模拟人类结核病形成的肉芽肿、结核性创面（图35，图36）。我们发现，将高剂量的海分枝杆菌于斑马鱼背部肌肉浅层注射感染，可以更快地形成结核性创面，将病变组织送病理检查，符合结核性肉芽肿病理改变（图37）。

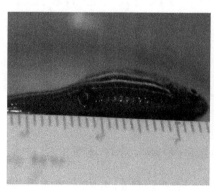 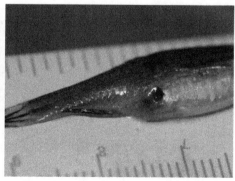

图35　斑马鱼结核性创面模型　　　图36　斑马鱼结核创面（彩图见彩插27）
　　　（彩图见彩插26）

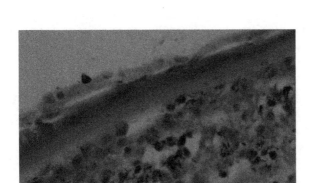

图 37　创面组织病理　（彩图见彩插 28）

注：抗酸染色，放大倍数 10×40。

但目前斑马鱼结核性创面的研究还存在一些问题：①我们在实验中运用的斑马鱼是野生型斑马鱼，不是国际通用的实验专用斑马鱼，遗传背景不清晰；②实验中运用的海分枝杆菌菌种毒性可能与其他研究人员所用的菌种毒性不同；③海分枝杆菌感染斑马鱼模型目前主要集中应用于结核病理机制的基础研究中，有关海分枝杆菌感染斑马鱼所形成的创面，除了我们外，目前尚未见其他学者相关的研究报道。研究人员即使在实验中观察到了斑马鱼有体表溃疡形成，也仅仅作为海分枝杆菌感染斑马鱼的并发现象，因此在目前发表的文献中，尚无斑马鱼结核性创面的具体表述，故斑马鱼形成结核性创面的病程、皮肤创面大小演变、皮损层次等目前都不清楚，缺乏相关参考文献；④鱼生活在水中，而人生活在陆地，斑马鱼皮肤结构与人类差异较大，虽然斑马鱼的皮肤也是由 3 层构成，即表皮层、真皮层、皮下层，但鱼的表皮层只由活细胞构成，角化在鱼并不常见，角化只出现在一些受磨损的特定部位，比如固着器官和嘴唇；⑤成年斑马鱼体长 3~5cm，体型娇小，且其只能于水中存活，离开水环境，即使在麻醉的条件下，离开水也只能存活几分钟，给直观的体表观察和测量带来不便，斑马鱼所致创面与人大体创面外观差异较大；⑥斑马鱼模型目前尚无合适的靶基因缺失技术，缺少免疫细胞表面标记，尚未获得针对免疫系统细胞表面标记的单克隆抗体；⑦斑马鱼与人体生理相差较大，所得的结果也需要再次验证后才有说服力。以上几点都明显限制了海分枝杆菌感染斑马鱼模型在结核性创面大体研究中的应用，这些是斑马鱼感染海分枝杆菌模型作为结核性创面模型的局限性。

25. 动物模型：非人灵长类动物篇

非人灵长类动物与人类亲缘关系最近，是最理想的动物模型，其拥有与人类相似的生理生化特征，可以通过和人类相同的菌株、相同的传播方式和途径、相似的菌量进行感染，并且出现与人相似的疾病特征、组织病理变化和免疫学改变。非人灵长类动物对结核分枝杆菌易感，可自然感染发展成典型的结核临床特征。非人灵长类动物感染的分枝杆菌主要有结核分枝杆菌、鸟型结核分枝杆菌、牛型结核分枝杆菌、非洲分枝杆菌、猿分枝杆菌等，感染最多的是结核分枝杆菌，且感染后可发展成典型的干酪样病变及 EPTB。非人灵长类动物最早在感染后 28 周后可出现空洞。低剂量气溶胶感染猕猴可复制出人类结核病潜伏期和复发表现。猕猴感染 MTB 后形成的肉芽肿中心可见干酪样坏死，周围见上皮样细胞和多核巨细胞浸润。可在肺部发展形成空洞，继而发生钙化或纤维化。

非人灵长类动物存在和人类相似的 DTH。自然感染结核杆菌后，非人灵长类动物的皮肤试验阳性率较低，而使用旧结核分枝杆菌素试验，绝大多数非人灵长类动物眼睑会出现 DTH，这是形成结核性创面的重要条件。而且非人灵长类动物结核肉芽肿的病理学与人类相似，干酪样坏死周围可见大量类上皮细胞和朗格汉斯巨细胞，对于模拟人类结核性创面具有重要意义。然而，非人灵长类动物模型数量有限、价格昂贵，建立感染模型需要在三级生物安全实验室进行，且操作困难，疾病控制条件难以达到，这些因素均限制了非人灵长类动物模型的应用。

结核性创面的研究动态和展望——
填补空白，仍需努力

　　结核性创面大多属于散发，加上误诊、漏诊及就诊科室分散和不确定等因素，导致学术界对"结核性创面"的关注度一直较低，针对结核性创面的研究如流行病学资料、诊断标准、换药流程和方法及外科干预性研究（如手术适应证、手术时机、手术方法）等，国内外均鲜见报道。国内对于此类疾病多以内科诊治为主，尚未见到有关结核性创面的系统性研究报道。分析其缘由：①相比其他常见的创面类型而言，结核性创面发病率较低，人们对其重视程度偏低；②对人类造成的危害较轻，发展也较为缓慢，且很多情况下不能及时确诊，往往被误认为是普通性质的创面；③动物模型的复制非常困难，相应的基础研究不易进行；④结核分枝杆菌具有一定的传染性，人们对结核分枝杆菌存有一定的畏惧心理，研究坏境的防护条件要求很高。因此多年来，结核性创面的相关研究几乎是空白。

结核性创面的动物模型的建立是研究结核性创面形成原因、规律及发生、发展机制的必要基础。实验动物首先要对结核分枝杆菌易感，具备与人类相似的免疫系统，可以形成与人类结核性创面相似的病理改变；其次结核性创面动物模型的选择也要考虑实验室生物安全问题。基于以上要求，能满足条件的动物非常有限。

目前，结核性创面的研究仍然处于刚刚起步阶段，结核性创面的动物模型目前仍不够成熟和稳定，与临床实际可能还是有一定差距。虽然结核性创面动物模型还存在一些问题，但就目前实际来看，海分枝杆菌感染斑马鱼模型在结核性创面相关分子机制的研究潜力不可小觑，可以找到与结核性创面发病相关的基因及转录表达途径，进而发现结核性创面治疗相关的靶基因、靶蛋白，使得结核性创面的生物靶向治疗成为可能。

今后的发展趋势应该是应用的高频超声、CT 扫描及和磁共振成像等无损伤的实时成像（三维重建可精确显示创面的位置、大小、形态、内部结构及与周围结构的关系），同时在基础研究方面，对结核性创面的发生及发展机制进行系统的深入研究。

参考文献

1. Zumla A，George A，Sharma V，et al.The WHO 2014 global tuberculosis report--further to go.Lancet Glob Health，2015，3（1）：e10-e12.

2. Sunnetcioglu A，Sunnetcioglu M，Binici I，et al.Comparative analysis of pulmonary and extrapulmonary tuberculosis of 411 cases.Ann Clin Microbiol Antimicrob，2015，14:34.

3. 贾赤宇.结核性创面———一个被忽视且值得重视的临床问题.中华损伤与修复杂志（电子版），2014，9（4）：9-11.

4. Wang HT，Zhang J，Ji LC，et al.Frequency of tuberculosis among diabetic patients in the People's Republic of China.Ther Clin Risk Manag，2014，10:45-49.

5. Akhter SN，Khondker NS，Tasneem S.Atypical post operative discharging sinus- a case report.Mymensingh Med J，2015，24（2）：424-426.

6. 常娜，贾赤宇，刘真，等.235 例肺外结核性创面患者流行病学调查.中华烧伤杂志，2015，31（2）：122-124.

7. 顾晓蓉，陆秀文，徐红，等.我院患儿发生压疮情况分析.护理研究，

2013，27（2）：126-128.

8.黄洪波，易守红，郭林，等.156 例膝关节结核临床流行病学特征及关节镜手术疗效分析.局解手术学杂志，2013，22（1）：21-24.

9.王珊，刘方，葛申，等.北京市朝阳区散居儿童预防接种现状分析.中国初级卫生保健，2013，27（6）：101-103.

10.程琳，王瑞晨，贾赤宇.结核性创面三维重建方法的临床探索.中华烧伤杂志，2015，31（6）：434-435.

11.董伟杰，秦世炳，赵立平，等.骨关节结核各类标本进行结核分枝杆菌培养与 PCR 检测的阳性率结果分析.中国防痨杂志，2014，36（1）：97-100.

12. Moon HW，Hur M.Interferon-gamma release assays for the diagnosis of latent tuberculosis infection: an updated review.Ann Clin Lab Sci，2013，43（2）：221-229.

13. Sethuraman G，Ramesh V.Cutaneous tuberculosis in children.Pediatr Dermatol，2013，30（1）：7-16.

14. Gao M，Nguyen TT，Suckow MA，et al.Acceleration of diabetic wound healing using a novel protease-anti-protease combination therapy.Proc Natl Acad Sci U S A，2015，112（49）：15226-15231.

15. Satish L.Chemokines as Therapeutic Targets to Improve Healing Efficiency of Chronic Wounds.Adv Wound Care（New Rochelle），2015，4（11）：651-659.

16. Ojeh N，Pastar I，Tomic-Canic M，et al.Stem Cells in Skin Regeneration，Wound Healing，and Their Clinical Applications.Int J Mol Sci，2015，16（10）：25476-25501.

17. Slaninka I，Klein L，Čáp R，et al.Optimizing the treatment procedure in crural

ulcers - a pilot study of the surgical method.Rozhl Chir, 2015, 94 (2)：69-73.

18. Atkin L.Understanding methods of wound debridement.Br J Nurs, 2014, 23 (12)：S10-S12, S14-S15.

19. Liu W, Bakker NA, Groen RJ.Chronic subdural hematoma: a systematic review and meta-analysis of surgical procedures.J Neurosurg, 2014, 121 (3)：665-673.

20. 吕晓武，贾赤宇，冯胜娟，等.胸壁结核性创面外科治疗进展.感染、炎症、修复，2014 (2)：122-124.

21. 梁智.创面修复外科.北京：人民卫生出版社，2015:30-31.

22. Brown A.Implications of patient shared decision-making on wound care.Br J Community Nurs, 2013, Suppl:S26-S28, S30-S32.

23. Junker JP, Philip J, Kiwanuka E, et al.Assessing quality of healing in skin: review of available methods and devices.Wound Repair Regen, 2014, 22 Suppl 1:2-10.

24. Munn Z, Kavanagh S, Lockwood C, et al.The development of an evidence based resource for burns care.Burns, 2013, 39 (4)：577-582.

25. Jóźwiak M, Rychlik M, Musielak B, et al.An accurate method of radiological assessment of acetabular volume and orientation in computed tomography spatial reconstruction.BMC Musculoskelet Disord, 2015, 16:42.

26. 贾赤宇，李鹏程，程琳，等.外科干预治疗模式在窦道型结核性创面中的临床应用.中华烧伤杂志，2016，32 (6)：326-330.

27. Howe K, Clark MD, Torroja CF, et al.The zebrafish reference genome sequence and its relationship to the human genome.Nature, 2013, 496 (7446)：498-

503.

28. Richardson R，Slanchev K，Kraus C，et al.Adult zebrafish as a model system for cutaneous wound-healing research.J Invest Dermatol，2013，133（6）：1655-1665.

29. 陈领，贾赤宇.结核性创面动物模型研究进展.中华烧伤杂志，2015，31（6）：436-438.

30. Chatterjee A，Roy D，Patnaik E，et al.Muscles provide protection during microbial infection by activating innate immune response pathways in Drosophila and zebrafish.Dis Model Mech，2016，9（6）：697-705.

31. Chen L，Liu Z，Su Y，et al.Characterization of Mycobacterium marinum infections in zebrafish wounds and sinus tracts.Wound Repair Regen，2017.

出版者后记
Postscript

　　1 年时间，365 个日夜，300 位权威专家对每本书每个细节的精雕细琢，终于，我们怀着忐忑的心情迎来了《中国医学临床百家》丛书的出版。我们科学技术文献出版社自 1973 年成立即开始出版医学图书，40 余年来，医学图书的内容和出版形式都发生了很大变化，这些无一不与医学的发展和进步相关。

　　近几年，中国的临床医学有了很大的发展，在国际医学领域也开始崭露头角。以北京天坛医院牵头的 CHANCE 研究成果改写美国脑血管病二级预防指南为标志，中国一批临床专家的科研成果正在走向世界。但是，这些权威临床专家的科研成果多数首先发表在国外期刊上，之后才在国内期刊、会议中展现。如果出版专著，又为多人合著，专家个人的观点和成果精华被稀释。

　　为改变这种零落的展现方式，作为科技部所属的唯一一家出版机构，我们有责任为中国的临床医生提供一个系统展示临床研究成果的舞台。为此，我们策划出版了这套高端医学专著——《中国医学临床百家》丛书。"百家"既指临床各学科的权威专家，也取百家争鸣之义。

丛书中每一本书阐述一种疾病的最新研究成果及专家观点，按年度持续出版，强调医学知识的权威性和时效性，以期细致、连续、全面展示我国临床医学的发展历程。与其他医学专著相比，本丛书具有出版周期短、持续性强、主题突出、内容精练、阅读体验佳等特点。在图书出版的同时，同步通过万方数据库等互联网平台进入全国的医院，让各级临床医师和医学科研人员通过数据库检索到专家观点，并能迅速在临床实践中得以应用。

在与专家们沟通过程中，他们对丛书出版的高度认可给了我们坚定的信心。北京协和医院邱贵兴院士表示"这个项目是出版界的创新……项目持续开展下去，对促进中国临床学科的发展能起到很大作用"。北京大学第一医院霍勇教授认为"百家丛书很有意义"。复旦大学附属华山医院毛颖教授说"中国医学临床百家给了我们一个深度阐释和抒发观点的平台，我愿意将我的学术观点通过这个平台展示出来"。我们感谢这么多临床专家积极参与本丛书的写作，他们在深夜里的奋笔，感动着我们，鼓舞着我们，这是对本丛书的巨大支持，也是对我们出版工作的肯定，我们由衷地感谢！

在传统媒体与新兴媒体相融合的今天，打造好这套在互联网时代出版与传播的高端医学专著，为临床科研成果的快速转化服务，为中国临床医学的创新及临床医师诊疗水平的提升服务，我们一直在努力！

科学技术文献出版社

结核性创面的典型图片

【病例 1】

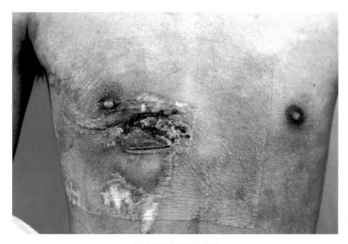

胸壁结核创面术前

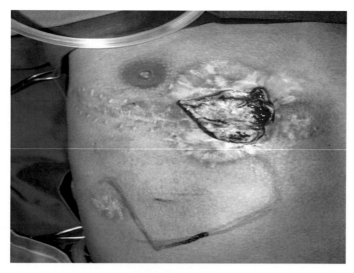

胸壁结核创面术中

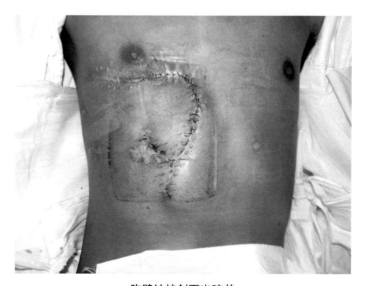

胸壁结核创面出院前

【病例 2】

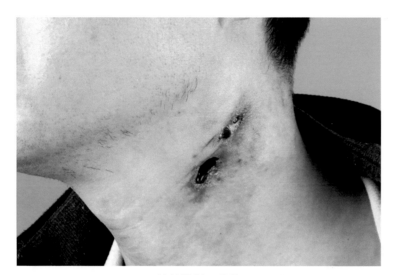

结核性创面术前

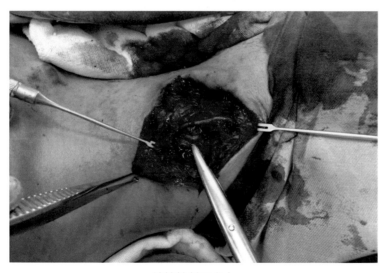

结核性创面术中

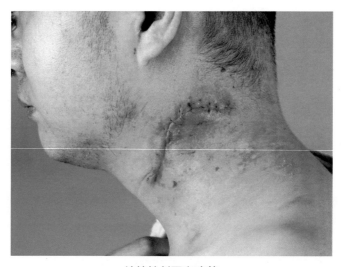

结核性创面出院前

【病例 3】

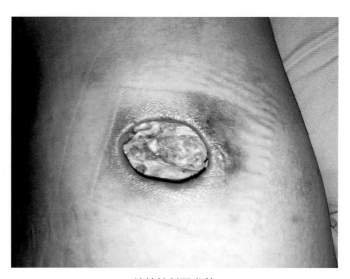

结核性创面术前

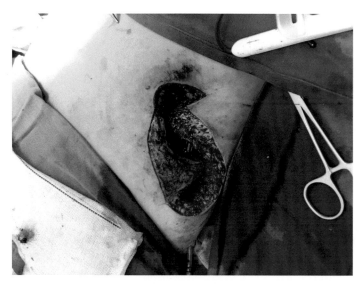

结核性创面术中

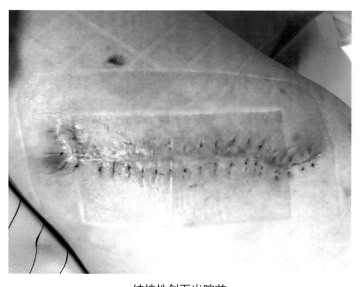

结核性创面出院前

【病例 4】

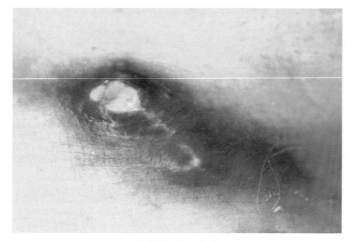

结核性创面术前

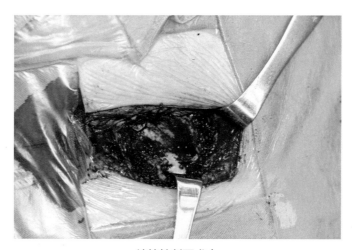

结核性创面术中

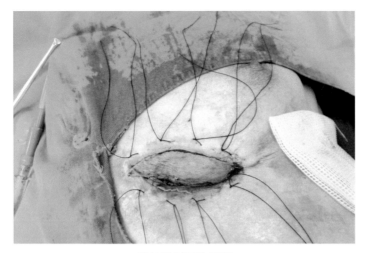

结核性创面恢复期

【病例 5】

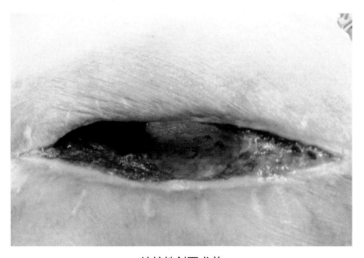

结核性创面术前

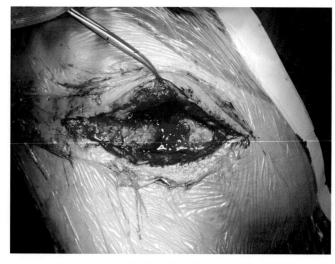

结核性创面术中

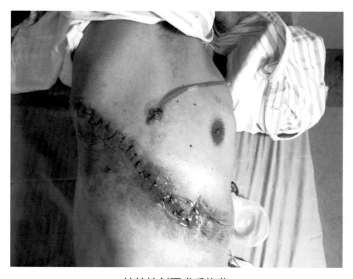

结核性创面术后换药

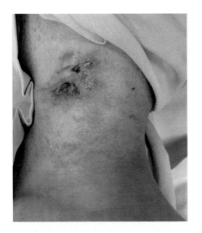
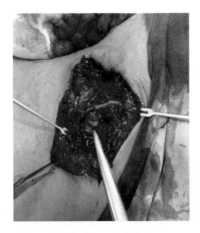

彩插 1　颈部结核创面（见正文第 013 页）　彩插 2　术中所见，结核性创面皮下组织
　　　　　　　　　　　　　　　　　　　　　　侵犯范围较大（见正文第 013 页）

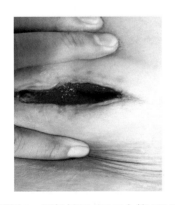
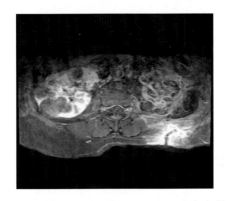

彩插 3　腰部创面（见正文第 013 页）　　彩插 4　MRI（轴位 T2W）示多条窦道
　　　　　　　　　　　　　　　　　　　　　　形成（见正文第 013 页）

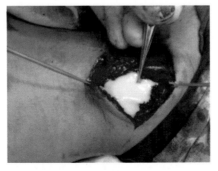

彩插 5　淡黄绿色脓性分泌物（见正文第 013 页）

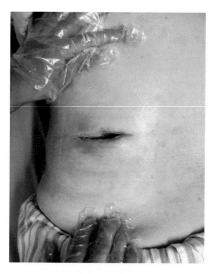
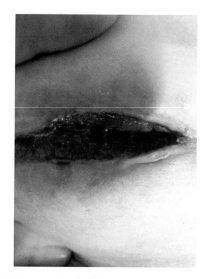

彩插 6　左腰背部结核窦道性创面
（见正文第 018 页）

彩插 7　创面局部放大，可见两处窦道口，
窦道内情况无法清晰显示（见正文第 018 页）

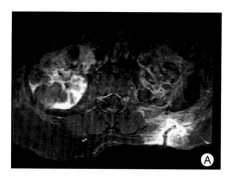
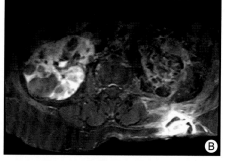

彩插 8　该患者在不同透明度的 MRI 图像对比（见正文第 020 页）

注：MRI 图像可以清晰显示左侧后腰部创面形态，并可以显示出创面周围的正常组织，炎症组织及窦道有较明显的密度分界。

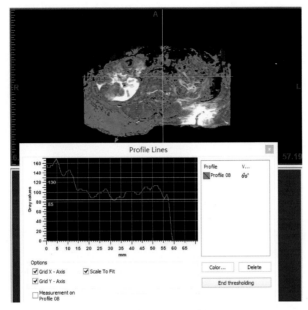

彩插 9　图像分割（见正文第 020 页）

注：通过 Profile Lines 工具在所需分割的组织两侧划线，可显示组织的密度值范围。应用密度识别阈值选取工具对所需要的组织进行图像分割。设置阈值为 85～130 Houns Field 单位，取得正常皮下脂肪层的 mask。

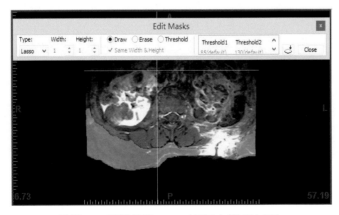

彩插 10　手工编辑 mask（见正文第 021 页）

注：因软组织密度接近，软件难以分割，通过阈值选取工具进行图像分割所获得的 mask 需通过 Edit Masks 工具对 mask 进行手工编辑，填充所需组织及去除周围多余组织，获得正常皮下脂肪层完整的组织轮廓。

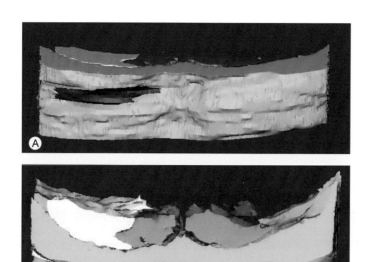

彩插 11　通过 Calculate3D 工具对各组织分别进行三维重建，重建后的三维图像以不同颜色区别显示（见正文第 021 页）

注：绿色：正常皮下脂肪；白色：炎症组织；红色：窦道；紫色：正常肌肉。

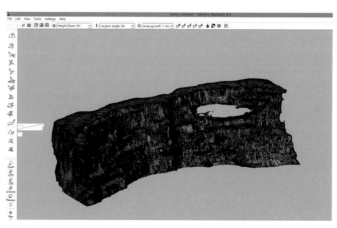

彩插 12　平滑处理（见正文第 022 页）

注：通过软件自带的 Magics 9.9 软件进入 Magics 面网格化，对重建后的图像进行平滑处理。

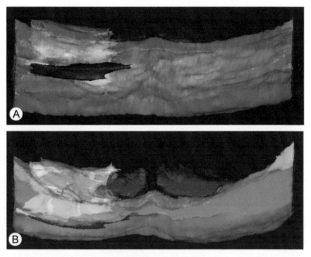

彩插 13　对平滑处理后的各部分组织调整不同的透明度，使其内部形态得以清晰显示
（见正文第 022 页）

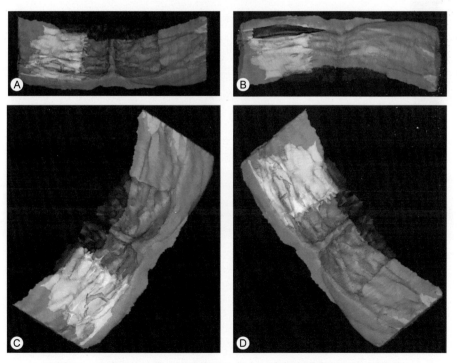

彩插 14　重建后的三维立体图像可从各个不同角度观察创面的内部形态
（见正文第 023 页）

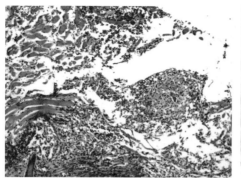

彩插 15 朗格汉斯巨细胞（见正文第 026 页）
注：HE 染色，放大倍数 10×10。

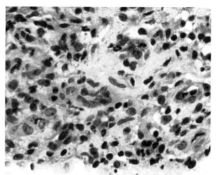

彩插 16 淋巴结核病理学图片
（见正文第 028 页）
注：抗酸染色，放大倍数 10×40。

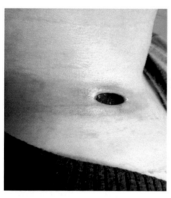

彩插 17 成人因被结核分枝杆菌污染的针刺伤而感染
（见正文第 040 页）

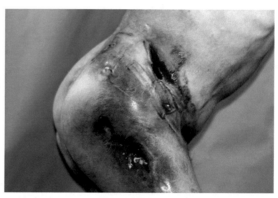

彩插 18 男性淋巴结结核持续进展为结核性创面
（见正文第 041 页）

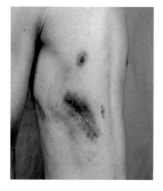

彩插 19 胸壁结核创面
（见正文第 047 页）

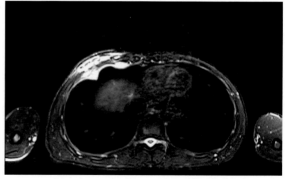

彩插 20 核磁扫描（见正文第 047 页）

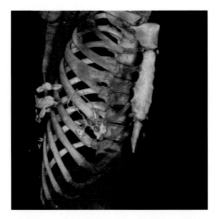

彩插 21　三维重建（见正文第 047 页）

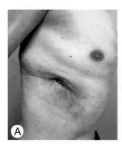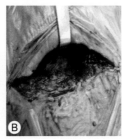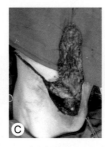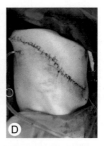

彩插 22　应用"病灶清除 + 负压持续吸引 + 皮瓣覆盖"治疗策略的病例

（见正文第 051 页）

注：A 术前创面；B 病灶清除；C 皮瓣覆盖；D 封闭创面。

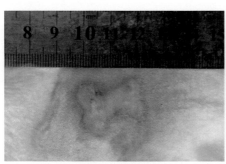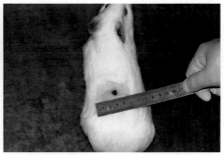

彩插 23　新西兰兔注射高浓度 BCG 菌液后
7 日，注射菌液部位皮内组织液化，轻触有
淡黄色干酪样物质从破溃点流出
（见正文第 057 页）

彩插 24　豚鼠结核性创面模型
（见正文第 059 页）

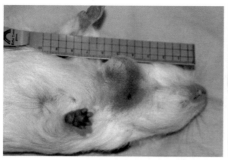

彩插 25　部分豚鼠出现颈部淋巴结肿大
（见正文第 059 页）

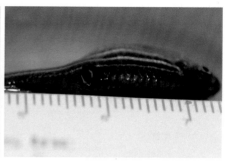

彩插 26　斑马鱼结核性创面模型
（见正文第 062 页）

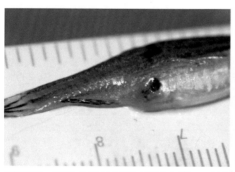

彩插 27　斑马鱼结核创面（见正文第 062 页）

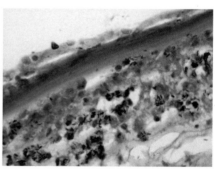

彩插 28　创面组织病理（见正文第 063 页）
注：抗酸染色，放大倍数 10×40。